La dieta del aceite de oliva

DR. SIMON POOLE & JUDY RIDGWAY

La dieta del aceite de oliva

Traducción de Ignacio Alonso Blanco

WITHDRAWN

𝒫

ALMUZARA

Copyright © Dr Simon Poole and Judy Ridgway, 2016
First published in the United Kingdom in 2016 by Robinson,
an imprint of Little, Brown Book Group.
This edition is published by arrangement with Little,
Brown Book Group, London.

© de la traducción: Ignacio Alonso Blanco, 2018
© Almuzara, s.l., 2018

Primera edición: octubre de 2018

Reservados todos los derechos. «No está permitida la reproducción
total o parcial de este libro, ni su tratamiento informático, ni la
transmisión de ninguna forma o por cualquier medio, ya sea me-
cánico, electrónico, por fotocopia, por registro u otros métodos,
sin el permiso previo y por escrito de los titulares del *copyright*.»

Almuzara • Colección Gastronomía
Edición de Javier Ortega
Director editorial: Antonio Cuesta
Maquetación: Rebeca Rueda
www.editorialalmuzara.com
pedidos@editorialalmuzara.com - info@editorialalmuzara.com

Imprime: Kadmos
ISBN: 978-84-17418-19-9
Depósito Legal: CO-1558-2018
Hecho e impreso en España - *Made and printed in Spain*

PREFACIO

Judy Ridgway y Simon Poole se conocieron en 2013 y enseguida descubrieron que su gran interés por el aceite de oliva era mutuo. Judy es una célebre escritora gastronómica y experta internacional en cata y calidad del aceite de oliva, y Simon Poole es un médico de familia que ha adquirido un vasto conocimiento acerca de los saludables beneficios de ese mismo producto. De inmediato, ambos comenzaron a intercambiar sus notas y, al hacerlo, descubrieron que la detallada información de cada uno encajaba con la del otro a la hora de responder a las preguntas que los habían mantenido ocupados durante los últimos años.

- ¿Por qué el aceite de oliva se contempla cada vez más como un alimento verdaderamente saludable?
- ¿Cómo actúa el aceite de oliva en nuestro cuerpo para protegernos de dolencias crónicas como las enfermedades coronarias y las cerebrales?
- ¿Cómo se puede encontrar el aceite de oliva más beneficioso?
- ¿Cuál es el mejor modo de introducir el aceite de oliva en nuestra comida diaria?

Simon llevaba cierto tiempo siguiendo una extensa investigación realizada a nivel mundial que demostraba, más allá de cualquier duda, los saludables beneficios del aceite de oliva en la dieta mediterránea y subrayaba muchos otros que se daban por añadidura con su consumo regular. Parte de esta investigación se ha divulgado en los medios de comunicación convencionales, pero estos estudios se publican con más frecuencia en revistas especializadas de medicina, química alimentaria o agricultura. Esta información solo está disponible para unos pocos, a pesar de que sus conclusiones hayan supuesto un cambio importante en la opinión general acerca del aceite de oliva. Simon creyó que dicha información merecía llegar a un público más amplio.

El trabajo de Judy con olivareros y aceiteros interesados en qué factores llevan a una producción de aceite de oliva de alta calidad estaba comenzando a señalar una fuerte relación con la composición química del producto. Los procesos de cultivo, cosecha, producción y almacenamiento influyen en la calidad del aceite resultante y ahora sabemos que también la tienen en su capacidad para proporcionar múltiples beneficios a nuestro bienestar. También comenzaba a ser evidente que muchas de las sustancias responsables del maravilloso abanico de aromas y sabores del aceite de oliva eran las mismas que proporcionan al aceite de oliva su amplio espectro de beneficios para la salud.

Además, las preguntas que recibía Judy de parte de lectores y alumnos de cursos de cata de aceite se dirigían más que nunca hacia su valor nutritivo. En lo referente al aceite de oliva, la salud se estaba convirtiendo en un asunto tan importante como sus aspectos culinarios. Al mismo tiempo, Simon descubrió que el aceite de oliva no solo es beneficioso por sí mismo, sino que la combinación de este con otros ingredientes al elaborar una comida sana pueden ser determinantes para que la gente mejore su salud.

Horas de discusiones y una pasión compartida por el aceite de oliva, la buena alimentación y la salud, dieron como resultado la creación de *La dieta del aceite de oliva*. Tanto Judy como Simon creyeron que era necesario un libro donde se explicase el aspecto científico y se diesen consejos prácticos acerca de cómo incorporar el aceite de oliva a nuestra comida diaria con propuestas, consejos y recetas. Y eso es lo que hace *La dieta del aceite de oliva*. El objetivo de la obra es quitarnos el miedo a añadir notables cantidades de aceite de oliva en nuestra dieta. También facilita la creación de una amplia, sabrosa y, al mismo tiempo, saludable variedad de comidas.

NOTA IMPORTANTE

La información proporcionada en este libro refleja el conocimiento disponible en la actualidad. Se basa en datos y conclusiones publicadas en revistas y artículos científicos y revisados por otros miembros de la comunidad. En la labor de reunión de pruebas solo se ha empleado información científicamente fiable, a menudo basada en estudios realizados en adultos. En ningún caso esta información debe reemplazar los consejos o el tratamiento indicado por su médico, y debe realizarse una consulta médica adecuada en casos de alergias o dietas especiales. Esta información debe emplearse como una guía para realizar cambios positivos en nuestra dieta y estilo de vida. Ejercitarse con regularidad también es importante para mantenerse en forma y en un buen estado de salud. Si el lector tiene dudas acerca de su capacidad para realizar cambios en su estilo de vida deberá consultar a su médico.

PRESENTACIÓN DE LA OBRA

La dieta del aceite de oliva describe una dieta para toda la vida. No se trata de una solución rápida para perder peso. Es un estilo de vida que ha demostrado ser útil para que la gente no solo consiga y mantenga un peso saludable, sino también para protegerla de enfermedades coronarias crónicas, apoplejías y muchas otras dolencias. Las buenas nuevas son que, después de realizar los cambios propuestos, estos son sustanciales, mensurables, en el bienestar personal, la calidad de vida y la salud física y mental. Seguir la dieta del aceite de oliva es comprometerse con la mejora de nuestra condición física, la alegría y la vitalidad duradera... ¡De verdad se nota la diferencia!

A pesar de que no siempre podremos evitar sucesos fortuitos o factores genéticos que afecten al curso de nuestras vidas, disponemos de abundantes pruebas que demuestran cómo una buena alimentación ayuda a sanar, además de proporcionar salud y felicidad. La ciencia de la nutrición apenas ha arañado la superficie del edificio de las complejas relaciones entre la comida y la salud. Sin duda, aún están por llegar interesantísimos descubrimientos. La cuestión que cada vez está más clara es que solo podemos entender una dieta saludable si la contemplamos en su conjunto, combinándola al mismo tiempo que las demás elecciones que configuran nuestro estilo de vida.

En las décadas de 1970 y 1980, una época en la que se promovían dietas bajas en grasa en toda Europa occidental, los estudios revelaron que el estilo de vida más saludable del mundo se encontraba en la isla griega de Creta. El factor en el que no se hizo hincapié entonces fue el hecho de la existencia de una dieta alta en grasas... Entre el treinta y cinco y el cuarenta por ciento de las calorías provenía de la grasa. Y un ochenta por ciento de la citada cantidad se debía al consumo de un único y muy extendido alimento que influía en el conjunto de la dieta: el aceite de oliva virgen extra. No hay un solo elemento en ninguna dieta del que se pueda decir que sea tan fundamental a la hora de producir efectos beneficiosos en la salud y la longevidad.

La Ciencia es algo extraordinario y los datos no dejan de crecer. El estudio EPIC [*Estudio prospectivo europeo sobre dieta, cáncer y salud*], realizado sobre cuarenta mil españoles durante más de una década, muestra que el riesgo de muerte por enfermedad coronaria se reducía casi a la mitad entre los sujetos que consumían un par de cucharadas diarias de aceite de oliva. El mismo estudio señala que quienes más aceite consumían habían disminuido el riesgo de fallecimiento por otras causas en un increíble veintiséis por ciento.

El estudio completo EPIC es una extensa investigación llevada a cabo en más de medio millón de individuos pertenecientes a diez países europeos, y en él se ha analizado la relación entre salud y dieta durante más de quince años. El estudio ha generado abundante información acerca de la dieta y el estilo de vida, con subconjuntos de población escogidos según su consumo de alimentos específicos, como el aceite de oliva.

Otro estudio, realizado por la Universidad de Burdeos, ocupó las primeras planas con sus conclusiones publicadas en la revista *Neurology* (2011) en las que señalaban una reducción del cuarenta por ciento en el número de apoplejías entre el grupo de siete mil quinientos individuos que consumían aceite de oliva con regularidad. La posibilidad de desarrollar otro tipo de enfermedades crónicas también mostraba una disminución importante, con el riesgo de desarrollar una diabetes tipo 2 reducido a la mitad gracias al consumo habitual de aceite de oliva.

El estudio Predimed (Prevención con dieta mediterránea), realizado en España, ha cambiado nuestro modo de contemplar los beneficios que tiene para la salud el aceite de oliva virgen extra en la dieta mediterránea. Se trata de un estudio bien diseñado, controlado y repartido que incluye a más de siete mil sujetos con alto riesgo de desarrollar una enfermedad coronaria. Los sujetos se distribuyeron al azar en grupos que consumirían una dieta baja en grasa o una dieta mediterránea suplementada con frutos secos o aceite de oliva virgen extra alto en antioxidantes. Los distintos subconjuntos de este enorme estudio continuaron dando titulares en áreas de investigación tan diversas como enfermedades vasculares periféricas, cáncer de mama y actividad mental.

El resultado fue extraordinario. Los grupos escogidos para seguir una dieta mediterránea suplementada con aceite de oliva virgen extra y frutos secos mostraron una reducción del treinta por ciento en los índices de enfermedades coronarias. Estos resultados fueron tan convincentes que, por razones éticas, hubieron de suspender las pruebas antes de la fecha prevista, pues suponía un asunto de vital importancia informar al grupo que seguía una dieta baja en grasa de las ventajas que sin lugar a dudas estaban siendo mostradas por los grupos de la dieta mediterránea.

Como consecuencia de esta y otra investigación, la Unión Europea permitió la publicación de los beneficios del aceite de oliva en la salud y, en Estados Unidos, las nuevas conclusiones publicadas por el US Dietary Guidelines Advisory Committee [Comité de Asesoría Dietética Estadounidense] pusieron fin a cuarenta años de recomendaciones a favor de poner un límite a la ingesta total de grasas. En vez de un límite, propone que la asesoría dietética se concentre en optimizar el consumo del mejor tipo de grasa, y muchas de las investigaciones llevadas a cabo en la actualidad señalan al aceite de oliva como ese tipo de grasa.

Ahora hay un buen número de universidades y centros de investigación estudiando con detalle los efectos en la salud de cada uno de los componentes del aceite de oliva, desde el contenido de grasa monoinsaturada hasta los numerosos elementos además de ácidos grasos, como la vitamina E y los antioxidantes polifenólicos, los cuales quizá tengan cierto efecto en la compleja química de nuestras células; por ejemplo, en cómo pueden impedir el crecimiento de células cancerígenas, influir en los niveles de moléculas de colesterol e incluso afectar a la regulación de nuestro ADN, que contiene nuestra programación genética y determina el proceso de envejecimiento.

El objetivo de este libro es proporcionar un uso práctico de estos datos, resultantes de investigaciones en constante crecimiento, de modo que cada cual pueda entender cómo incorporar el aceite de oliva en el núcleo de un estilo de vida saludable.

Los aceites de oliva no son todos iguales y en este libro se examinan los efectos en la salud de las diferentes variedades, las técnicas de cultivo y los métodos de producción de los distintos productos, y también señala cuáles de esos aceites virgen extra pueden tener una mayor posibilidad de proporcionarnos los elementos nutricionales más ventajosos.

Tras décadas de comida rápida, alimentos procesados y la industrialización de nuestros hábitos alimenticios, se está llevando a cabo una revolución silenciosa en muchas cocinas. Autores y comentaristas ponen en duda la seguridad de los sistemas de producción alimenticia y denuncian las dañinas consecuencias del aumento de obesos y enfermos. Como resultado, estamos comenzando a ver el regreso a un modelo alimenticio que emplea productos frescos y carece de azúcares, sales y conservantes añadidos. *La dieta del aceite de oliva* va incluso más allá al sumar una buena cantidad de aceite virgen extra a una rica variedad de frutas, verduras, frutos secos, semillas, cereales integrales, pescados y aves de corral. La combinación puede aumentar los beneficios que todos estos ingredientes ya tienen para la salud.

— Reduce la presión sanguínea: La combinación de aceite de oliva con las hortalizas presentes en una ensalada, ricas en nitratos, produce ácidos nítricos grasos que pueden reducir la presión sanguínea.

— Reducción de la carga glucémica: el consumo de aceite de oliva con alimentos ricos en hidratos de carbono puede disminuir la absorción de azúcar y, de ese modo, reducir la carga glucémica de la comida.

— Conserva el omega-3: Cocinar pescado con aceite de oliva protege las grasas poliinsaturadas omega-3 presentes en el pescado y sensibles al calor, impidiendo su descomposición.

— Mejora la absorción de nutrientes: Cocinar vegetales ricos en vitaminas liposolubles con aceite de oliva proporciona nutrientes más beneficiosos y fáciles de absorber que si se cocinasen por separado.

— Reduce los componentes dañinos: Marinar carne en aceite de oliva reduce la producción de componentes dañinos durante el cocinado.

Este método de empleo del aceite de oliva no es nuevo. El aceite de oliva ha formado parte del hecho cultural en todas las civilizaciones, antiguas y modernas, situadas en las regiones donde crecen olivos, y sus gentes han alabado sus virtudes a lo largo de los siglos.

Durante el proceso de documentación hemos vivido la fascinante experiencia de encontrarnos con gente que conoce y ama el aceite de oliva y de escuchar sus historias, muy parecidas a nuestra comprensión científica del aceite de oliva. El conocimiento intuitivo de una familia calabresa que cultiva de modo natural una antigua variedad de olivo cuyos frutos producen un aceite virgen extra con un toque de pimienta famoso por sus propiedades saludables, o el centenario cretense que se despierta con un vaso de aceite de oliva de koroneiki, bebe un vaso de robusto vino tinto con la comida y se retira a dormir con una taza de infusión que llaman té de la montaña. Estas son tradiciones que llevan generaciones pasando de padres a hijos y revelan la importante función que el aceite de oliva desempeña en el alma del estilo de vida mediterráneo.

Hoy, las investigaciones contemporáneas muestran la existencia de una sólida base científica para afirmar que el alimento conocido por los antiguos griegos como «el regalo de los dioses», y llamado por Homero «oro líquido», es un verdadero superalimento con enormes beneficios para nuestra salud.

PRIMERA PARTE

Desvelando los secretos del aceite de oliva

Durante milenios, el aceite de oliva ha supuesto una parte esencial de la cultura y el estilo de vida de las regiones mediterráneas donde se produce. Siempre se ha considerado un excelente elemento culinario, además de un ingrediente saludable. A mediados del siglo XX esta reputación hizo llegar el aceite de oliva al norte de Europa y otras regiones no productoras. Sin embargo, ha sido en los últimos años cuando las investigaciones modernas han comenzado a demostrar que la reverencia dedicada al aceite de oliva en el pasado goza de base científica.

Este interés científico se pone de manifiesto en los numerosos artículos publicados que describen los efectos de los componentes del aceite de oliva en la salud humana y la compleja química de nuestras células. Por ejemplo, en cómo pueden impedir el crecimiento de células cancerígenas, influir en los niveles de moléculas de colesterol e incluso afectar la regulación de ADN.

Las investigaciones también muestran cómo los beneficios que otros ingredientes, por ejemplo frutas y verduras, tienen en la salud son potenciados al combinarlos con aceite de oliva. Como resultado de todas estas investigaciones, se ha producido un importante cambio en el momento de asesorar acerca de la cantidad y el tipo de grasa que debe ser consumida. El aceite de oliva destaca sobre los demás aceites de semillas como la grasa preferida en la dieta.

1. LA GRASA ES BUENA PARA USTED

La grasa es esencial en nuestra dieta. Es una importante fuente de energía, y necesaria para muchas funciones bioquímicas como la absorción de vitaminas liposolubles. La grasa de nuestro cuerpo nos ayuda a mantener las membranas celulares sanas y bien formadas, además de contribuir a la función de proteger y aislar nuestros órganos internos. También es importante para regular nuestra temperatura corporal y mantener el cabello y la piel sanos. El aceite de oliva es una grasa dietética que aún aporta más beneficios que otros tipos de grasa. Eso se debe a su particular y única composición.

La grasa ha tenido mala fama durante los últimos años

Quizá no sea sorprendente, dado el elevado número de calorías que aporta en comparación a las proteínas y carbohidratos, el uso peyorativo de la palabra «graso» para describir el resultado último del proceso metabólico que establece nuestra apariencia y peso corporal e influye en nuestro estado de salud.

En efecto, la grasa contiene una mayor cantidad de calorías por gramo que las proteínas o los hidratos de carbono, pero no todas las grasas tienen el mismo efecto en el peso y la obesidad. Las grasas monoinsaturadas, como el ácido oleico (que es la grasa predominante en el aceite de oliva), no son iguales a otros tipos de grasa. Por ejemplo, cuando el ácido oleico es digerido y transportado al hígado, se descompone de un modo distinto al de otras grasas. Esto hace que sea menos probable que se almacene como exceso de tejido adiposo.

Lo cierto es que, como causa de la obesidad, las grasas monoinsaturadas pueden ser menos importantes que la carga glucémica o índice glucémico (IG) de los carbohidratos presentes en la dieta. El índice glucémico mide el incremento de azúcar en sangre tras la comida. El riesgo de padecer obesidad o, sobre todo, diabetes se ve afectado por el IG de los alimentos. Es probable que el aumento del número de obesos durante los últimos años esté más relacionado con el incremento de productos con un IG elevado (como el sirope de maíz, alto en fructosa, empleado en muchos alimentos procesados y bebidas azucaradas) que con el consumo de grasa. Nuestro cuerpo crea tejido adiposo para almacenar el excedente de energía debido al exceso de calorías consumidas, y no utilizadas, sin tener en consideración el origen de las mismas. *Ser obeso no se debe, simplemente, a comer demasiada grasa.*

No solo existen diferentes tipos de grasa, que tienen muy distintos efectos en nuestra salud, sino que las interacciones entre esas grasas también pueden desempeñar un papel importante en cómo afectan a nuestro bienestar. Un desequilibrio en estos tipos de grasa puede incrementar el riesgo de enfermedad.

Las grasas en nuestros alimentos

La mayoría de las grasas dietéticas están formadas por combinaciones estables de tres tipos de ácidos grasos: poliinsaturados, monoinsaturados y saturados. Estos ácidos grasos están unidos en un armazón o cadena formada por carbono, hidrógeno y oxígeno. Esta cadena se conoce como glicerol y la estructura se llama triglicérido.

Existe también un cuarto tipo de ácido graso, el ácido graso trans (conocido popularmente como grasas trans), que puede encontrarse en la Naturaleza pero que en su mayor parte es producido de modo artificial por las industrias de alimentos procesados.

Grasas poliinsaturadas

Este tipo de ácido graso presenta una estructura molecular que posee más de un doble enlace entre sus carbonos. Existen dos tipos de grasa poliinsaturada que poseen una importancia especial, pues nuestro cuerpo no puede producirlos. Se conocen como ácidos grasos esenciales.

Se trata del omega-3 y el omega-6, y se encargan de realizar diferentes funciones en el cuerpo. Sus nombres se deben a la posición del primer enlace doble en la cadena de carbono. El ácido graso omega-3, cuyo tipo más común es el ácido alfa-linolénico, tiene su primer enlace doble en la tercera posición. El ácido graso omega-6, cuyo tipo más común es el ácido linoleico, tiene su primer enlace doble en la sexta posición.

En la dieta moderna, las grasas poliinsaturadas se encuentran sobre todo en aceites vegetales, como los de maíz, girasol, soja u oliva. Las semillas suponen una rica fuente de omega-6 y, por esa razón, el empleo habitual de su aceite implica que tendamos a consumir grandes cantidades de este ácido graso. El aceite de pescados como la caballa, el atún, el salmón y las sardinas, es una fuente rica en omega-3, pero la cantidad consumida es mucho menor. También existen algunas fuentes vegetales de omega-3, como las semillas de lino, las nueces y algunas verduras.

Grasas monoinsaturadas

Estas grasas, como el ácido oleico del aceite de oliva, solo presentan un enlace doble en su estructura. En ocasiones, el ácido oleico es llamado omega-9, pues su enlace doble está situado en la novena posición en la cadena de carbono del ácido graso. El aceite de oliva, el de colza y el de aguacate son ricos en grasas monoinsaturadas.

El aceite de oliva está compuesto principalmente por grasas monoinsaturadas, sobre todo ácido oleico; un ácido graso que toma su nombre de la aceituna. Las proporciones varían entre el cincuenta y cinco y el ochenta y tres por ciento, siendo lo más común en la mayoría de aceites de oliva una cantidad variable entre el sesenta y cinco y setenta y cinco por ciento de ácido oleico. El aceite de oliva también contiene una notable cantidad de grasa poliinsaturada, omega-6, con rastros de ácido linolénico poliinsaturado. El resto, entre el diez y el dieciocho por ciento, está compuesto por grasa saturada. El amplio margen de estos porcentajes se debe a la enorme variedad de aceitunas.

Grasas saturadas

Las grasas saturadas tienen como característica la ausencia de enlaces dobles en su cadena. Todos los átomos de carbono están unidos a uno de hidrógeno con un solo enlace. Por esa razón el ácido graso está «saturado», lleno, de hidrógeno y no puede admitir más. La mayor parte de las grasas saturadas de nuestra dieta proceden de productos animales, como la carne y los lácteos. Los diferentes ácidos saturados varían según la capacidad de nuestro cuerpo para absorberlos.

Grasas trans

Las grasas trans son ácidos grasos insaturados sometidos a hidrogenación. Este es un proceso químico consistente en la añadidura de hidrógeno a la molécula grasa. Las grasas insaturadas no suelen presentarse en estado sólido a temperatura ambiente. Sin embargo, el proceso de hidrogenación resulta en una grasa vegetal endurecida y más fácil de emplear en la industria alimentaria.

El caso, no tan sencillo, del colesterol

La proporción de los diferentes tipos de grasa presentes en nuestra dieta es importante porque puede influir en los niveles de colesterol del cuerpo. El colesterol, como la grasa, se ha ganado una muy mala fama como sustancia química, sobre todo por aumentar el riesgo de desarrollar una enfermedad coronaria o sufrir un infarto cerebral. Sin embargo, el actual entendimiento que tenemos acerca del impacto de los niveles de colesterol en estas dolencias indica que la relación es mucho más compleja de lo que habíamos supuesto al principio.

Necesitamos la presencia del colesterol en nuestro cuerpo porque desempeña una función importante en la química celular. Nos ayuda a mantener las membranas de la pared celular fuertes y bien formadas. También actúa transportando información intracelular, incluida la que mantiene el trabajo del sistema nervioso.

El colesterol es tan importante que, en realidad, nuestro propio cuerpo lo crea en el hígado. El colesterol es añadido a las proteínas para producir lipoproteínas, las cuales son transportadas a nuestras células a través del torrente sanguíneo. La verdad es que la mayor parte del colesterol presente en nuestro cuerpo es fabricado en el hígado más que absorbido en la comida, y es este tipo de colesterol casero el más abundante en la sangre.

Ahora sabemos que no todos los tipos de colesterol son dañinos. Cuando la proteína que transporta colesterol se encuentra en una estructura llamada de «baja densidad» (lipoproteína de baja densidad o LDL [*Low-Density Lipoprotein*]) existe un aumento de riesgo de padecer una enfermedad coronaria o una apoplejía, sobre todo si está oxidada (véase p. 45). Por otro lado, si la proteína que transporta colesterol se encuentra en una estructura de «alta densidad» (lipoproteína de alta densidad o HDL [*High-Density Lipoprotein*]), se produce un efecto beneficioso que reduce el riesgo de padecer las citadas dolencias.

Dicho de modo más sencillo, el LDL puede ser causa de la producción de placas de grasa que estrechen o bloqueen vasos sanguíneos y pueden dar lugar, sobre todo si estos están inflamados, a catastróficos coágulos. El HDL, el «buen» colesterol, ayuda a reducir los niveles de colesterol en sangre devolviéndolo al hígado para su reciclaje, reduciendo también así la posibilidad de tener arterias enfermas.

Las investigaciones han mostrado que los diferentes tipos de grasas presentes en la dieta pueden tener efectos muy distintos sobre el nivel de colesterol en sangre. Se ha descubierto que las grasas saturadas y las trans incrementan los niveles del potencialmente peligroso LDL, mientras que las monoinsaturadas y poliinsaturadas lo disminuyen. Las grasas monoinsaturadas también pueden aumentar los niveles de HDL. Es decir, tener altos niveles de colesterol dañino no se debe a un asunto tan sencillo como consumir demasiada grasa o colesterol. Guarda más relación con el tipo de grasa consumida.

Como consecuencia de este conocimiento, el Comité de Asesoría Dietética Estadounidense ha decidido que el colesterol presente en la dieta no es importante y que alimentos como los huevos o las gambas, que en el pasado se creían nocivos debido a sus altos niveles de colesterol natural, se pueden consumir con moderación sin riesgo alguno.

Una de las razones por las que el aceite de oliva se considera un aceite tan saludable es porque está compuesto principalmente de ácido oleico monoinsaturado, que procura muchos resultados beneficiosos además de su efecto sobre los niveles de colesterol. Por ejemplo, hay pruebas de que el ácido oleico presente en el aceite de oliva incrementa la sensibilidad a la insulina, es decir, mejora el control del azúcar y reduce el riesgo de desarrollar diabetes. Esto es aplicable a todos los aceites de oliva, no solo al virgen extra.

Evolución de la asesoría dietética

En las décadas de 1960 y 1970, la investigación *Seven Countries Study* [*Estudio de los siete países*], dirigida por el fisiólogo Ancel Keys tuvo un amplio seguimiento en los medios estadounidenses. El estudio mostraba un índice mucho menor de enfermedades coronarias en los países mediterráneos que en los del norte de Europa y América. También mostraba diferencias similares en aquellas zonas que habían variado sus modelos alimenticios, pasando de seguir una dieta mediterránea rica en grasas insaturadas a una más acorde con el modelo norteño, con altos niveles de grasas saturadas.

La primera conclusión extraída de estos estudios fue que el mejor sistema de reducir los niveles de colesterol, y así disminuir los índices de enfermedades coronarias, consistía en sustituir las grasas saturadas presentes en la dieta habitual por grasas insaturadas. La fuente de grasas insaturadas más sencilla de obtener, y que puede producirse en cantidades lo bastante grandes para hacer factible ese reemplazo, eran los aceites de semillas, que contienen altos niveles de las grasas poliinsaturadas omega-6.

La agricultura estadounidense era capaz de producir estos aceites de semillas en abundancia. Las subvenciones gubernamentales, junto a la emisión de campañas informativas para el público, animaron a la población a consumir tales variedades de aceite y crearon el escenario propicio para un incremento exponencial de su inclusión en margarinas y comidas procesadas.

Esta medida daba por sentado que, al cambiar las grasas saturadas por las poliinsaturadas, se obtendrían los mismos efectos que los observados en los países mediterráneos analizados en el estudio. Pero la principal fuente de grasas de la dieta mediterránea es la grasa monoinsaturada del aceite de oliva, y no grasa poliinsaturada.

Aunque parece cierto que los índices de enfermedades coronarias disminuyen al sustituir las grasas saturadas por las insaturadas, los investigadores están planteando las diferentes funciones desempeñadas por las grasas poliinsaturadas y las monoinsaturadas. Algunos científicos creen que una dieta alta en grasas poliinsaturadas puede ser tan perjudicial como otra alta en grasas saturadas. También depende de la proporción de los diferentes tipos de grasa.

Durante las dos últimas décadas, muchos expertos en nutrición de Estados Unidos y Gran Bretaña han recomendado una dieta baja en grasa y alta en hidratos de carbono como el mejor método de evitar la obesidad y reducir las enfermedades coronarias. No se ha dado ninguna indicación acerca de qué tipo de grasa o carbohidrato ha de ser consumido. Ahora, también este consejo se ha puesto en entredicho. Una mala elección del tipo de hidratos de carbono puede aumentar el riesgo de obesidad mientras que, por el contrario, el tipo de grasa adecuado puede mejorar la salud. Las conclusiones del Comité de Asesoría Dietética Estadounidense publicadas en 2015 han puesto fin a la recomendación, vigente durante cuarenta años, de marcar un límite al consumo total de grasa. La siguiente declaración revolucionaría la asesoría dietética mundial: «Los consejos dietéticos deberían poner énfasis en la elección óptima de grasas dietéticas, y no en la reducción del consumo total de grasa».

Cuanto más sabemos acerca de nutrición y salud, la dieta mediterránea, con el aceite de oliva en su base, se está revelando como la dieta ideal para disfrutar de buena salud y una vida longeva. Ha mostrado en repetidas ocasiones poder reducir los riesgos de padecer enfermedades coronarias, apoplejías, varios tipos de cáncer e incluso demencia. Ofrece un modelo alimenticio que propone una combinación natural de los alimentos que componen la dieta marcada por nuestra evolución. Se trata de una dieta «completa» que supera discusiones acerca de nutrientes aislados y describe los ingredientes saludables que deben ser consumidos a diario en vez de las comidas que han de evitarse.

Proporciones insalubres de grasas poliinsaturadas en nuestra dieta

El alto contenido de omega-6 en los aceites de semillas, tan comunes ahora en la dieta occidental, ha dado como resultado una proporción de dieciséis a uno de poliinsaturados omega-6 frente a omega-3. Este exceso de grasa omega-6 ha mostrado una capacidad potencial de favorecer la inflamación (véase p. 39) y así incrementar el riesgo de dolencias cardiovasculares, precisamente el efecto contrario que los Gobiernos occidentales estaban tan preocupados por lograr al reducir el consumo de grasas saturadas.

Dietas más naturales tienden a una cantidad más equilibrada de omega-6 y omega-3, con una proporción menor de cuatro a uno. La dieta mediterránea, con el aceite de oliva como principal fuente de grasa, se beneficia de una elevada ingesta de grasa monoinsaturada con una proporción igualmente equilibrada de grasas omega-6 procedente de carnes, semillas y verduras, y grasas poliinsaturadas omega-3 derivadas del consumo de pescado, frutos secos y otras fuentes vegetales, como hortalizas de hoja verde.

Los aceites de girasol y cártamo poseen unos niveles notablemente elevados de omega-6 y el éxito de su empleo ha contribuido al incremento de la proporción de esta última frente al omega-3. Para ayudar a reducir esta enorme brecha se ha creado una nueva generación de aceites de girasol y cártamo con menores niveles de omega-6 y una mayor proporción de ácido oleico omega-9. No obstante, estos nuevos aceites no proporcionan los beneficios antioxidantes del aceite de oliva virgen extra.

El equilibrio de las grasas poliinsaturadas omega-3 y omega-6 presentes en el aceite de oliva varía según cada tipo de aceite. Los aceites de oliva virgen extra, producidos en las regiones más meridionales del Mediterráneo, suelen mostrar niveles más elevados de ácidos grasos poliinsaturados omega-3. Esto puede estar relacionado con la baja pluviosidad, aunque no hay duda de que influyan otros factores en este hecho. Algunos aceites de oliva elaborados en el hemisferio sur presentan unos niveles de grasa poliinsaturada omega-3 particularmente elevados. Sin embargo, el relativamente bajo nivel de este tipo de grasa presente en el aceite de oliva no es importante para la dieta en su conjunto.

No todas las grasas saturadas son iguales

Aunque, hablando en general, el consejo sea reducir la ingesta de grasas saturadas debido a su relación con las enfermedades coronarias, no todas las grasas saturadas son igual de perjudiciales. Los ácidos grasos difieren en la longitud de su cadena molecular donde sus carbonos representan la «espina dorsal». Pueden presentar una cadena molecular corta, mediana o larga. Algunos ácidos grasos de cadena larga, como el ácido palmítico presente en las carnes y los productos lácteos de origen vacuno, son más insalubres porque muestran un vínculo evidente con el incremento del potencialmente dañino colesterol LDL. Sin embargo, otros, como el ácido esteárico, presente en el chocolate negro, no causan un efecto adverso en el colesterol.

En la región mediterránea es más habitual el consumo de queso elaborado a partir de leche de cabras u ovejas criadas en libertad que el producido a partir de leche de vaca. Parece que las grasas saturadas de cadena media de esos productos lácteos pueden ser menos dañinos que la fuerte concentración de grasas saturadas de cadena larga presentes en quesos curados hechos con leche de vacas alimentadas con una dieta de cereal.

Del mismo modo que encontramos diferencias entre las grasas saturadas presentes en los distintas variedades de queso, detectamos diferencias entre las grasas saturadas del aceite de oliva y las de otros aceites monoinsaturados. Estas distinciones son importantes porque las comparaciones de los niveles de grasas saturadas no son tan sencillas como parecían al principio.

También comienza a ser evidente que tipos concretos de grasas saturadas presentes en carnes y productos lácteos muestran sutiles diferencias químicas frente a las grasas saturadas obtenidas de fuentes vegetales. Estas variantes pueden producir efectos muy diferentes en el cuerpo.

RESUMEN

1. Tener sobrepeso no se debe a una causa tan sencilla como ingerir demasiada grasa.
2. Existen tres tipos de grasa predominantes en nuestra dieta: saturada, monoinsaturada y poliinsaturada. El aceite de oliva está compuesto principalmente de grasa monoinsaturada.
3. La proporción de los diferentes tipos de grasa en nuestra dieta es importante porque influye en los niveles de colesterol en sangre.
4. La inclusión de colesterol en la dieta no es la causa del problema, sino la ingesta del tipo de grasa equivocado.
5. La grasa monoinsaturada reduce los niveles del dañino LDL y puede aumentar el del beneficioso colesterol HDL.

6. Cuando la grasa insaturada sustituye a la grasa saturada de nuestra dieta, disminuyen los índices de enfermedades coronarias. No obstante, existe un debate abierto acerca de los efectos de diferentes proporciones de grasas monoinsaturadas y poliinsaturadas.

7. En la actualidad se aconseja seguir una dieta mediterránea, cuya principal fuente de grasa es el aceite de oliva.

8. Una proporción de cuatro a uno entre omega-6 y omega-3 es, probablemente, mejor que una dieta muy rica en grasas poliinsaturadas omega-6.

9. No toda la grasa saturada es igual. Algunos tipos no son tan dañinos para nuestro cuerpo como otros.

2. ANTIOXIDANTES CARDIOSALUDABLES

El aceite de oliva virgen extra está compuesto sobre todo por ácidos grasos, pero también cuenta con cierta cantidad, entre un uno y medio y dos por ciento, de otros componentes como vitaminas, polifenoles, sustancias colorantes y elementos volátiles que contribuyen al sabor y aroma del aceite. En efecto, se han identificado más de doscientos componentes químicos en el aceite de oliva virgen extra. Y ahora parece que estos componentes son incluso más influyentes que su contenido de grasa saludable para mantener una buena salud y disminuir el riesgo de enfermedad.

El poder de los antioxidantes

Sustancias como los compuestos en el que se encuentra el tirosol, que se halla entre los componentes químicos no grasos identificados en el aceite de oliva virgen extra, están llamando la atención de científicos en busca de los secretos de este alimento. Estos compuestos forman parte de un grupo de componentes bioquímicos conocidos como antioxidantes fenólicos o polifenoles. Su modo de actuar en el cuerpo es una de las claves para lograr una completa comprensión de los beneficios del aceite de oliva para la salud. Estos componentes químicos también son importantes por su contribución a las características básicas del sabor del aceite de oliva, a su calidad y longevidad (véase p. 98).

Durante cierto tiempo se ha aceptado de modo oficial el efecto saludable del aceite de oliva, pero las razones del mismo no estaban del todo claras. En 2004, la Agencia Estadounidense de Alimentos y Fármacos permitió a los productores divulgar las ventajas de sustituir las grasas saturadas de la dieta por dos cucharadas de grasa monoinsaturada en forma de aceite de oliva. No obstante, ahora sabemos que no solo el tipo de grasa es importante en términos de salud, sino que los componentes no grasos del aceite de oliva virgen extra, de los cuales los antioxidantes conforman un grupo significativo, tienen la misma importancia.

En 2012, la Autoridad Europea para la Seguridad de los Alimentos (EFSA) aceptó que, en efecto, ese era el caso. Mientras que se intensifican las regulaciones acerca del etiquetado de los alimentos como saludables y se analizan más de tres mil entregas, la EFSA permitió un etiquetado de esas características a los aceites de oliva que superasen un nivel de concentración mínima de antioxidantes fenólicos (véase p. 35).

¿Poliqué?... ¿Qué es eso de antioxidantes fenólicos?

Las células de nuestro cuerpo se hallan en un estado constante de fluctuación química en sus niveles moleculares y atómicos. Esta multitud de reacciones químicas es necesaria en cada uno de los aspectos de nuestra vida y es el medio gracias al cual respiramos, nos movemos, pensamos y sanamos nuestros cuerpos. Son fundamentales para la vida y continúan produciéndose incluso mientras dormimos.

Sin embargo, muchas de estas reacciones tienen el potencial de generar unos derivados inestables llamados radicales libres. Estos radicales libres tienen la capacidad de dañar las células corporales en un proceso conocido como estrés oxidativo, y este puede llevar a padecer cierta variedad de enfermedades (véase p. 32). La mejor manera de entenderlo es comparando estas reacciones celulares con miles de millones de reactores nucleares produciendo energía, pero capaces también de generar residuos de alta radioactividad.

Los antioxidantes son moléculas presentes en nuestros alimentos de modo natural que pueden neutralizar o limpiar los radicales libres y, de este modo, reparar el daño causado por el estrés oxidativo y ayudar a mantener el cuerpo en un estado saludable. Muchos polifenoles tienen esta capacidad antioxidante. Un grupo de estos polifenoles, el tirosol y otros compuestos similares, está presente con excepcional abundancia en el aceite de oliva. Su poder para prevenir la oxidación del colesterol, considerado un paso clave en el desarrollo de enfermedades coronarias, es mensurable (véase p. 40).

RADICALES LIBRES,
TEORÍA DEL ESTRÉS OXIDATIVO Y ANTIOXIDANTES

Radicales libres

Todas las estructuras de nuestro cuerpo están formadas por moléculas que consisten en átomos enlazados según modelos determinados. Cada átomo se asemeja un poco a nuestro sistema solar, con una médula central con carga positiva llamada núcleo rodeada por partículas de igual carga que ese núcleo, pero negativa, que giran a su alrededor y son conocidos como electrones. El equilibrio entre la carga negativa de los electrones orbitando alrededor de un núcleo de carga positiva es lo que hace estable a un átomo,

Las constantes reacciones químicas que tienen lugar en todo ser vivo generan, inevitablemente, derivados atómicos que han perdido un electrón. Estos átomos son inestables y, algunos, «rapiñarán» electrones de otros átomos presentes en las moléculas de nuestras estructuras celulares.

Esto, a su vez, desestabiliza los átomos «rapiñados» y creará una reacción en cadena donde átomos con déficit de electrones alterarán otros átomos de nuestras células, causando daños y la posibilidad de sufrir una enfermedad. Estos átomos inestables, llamados radicales libres, pueden ocasionar un torbellino de reacciones químicas dañinas para nuestro cuerpo a no ser que su avidez por conseguir electrones, y estabilidad, sea contenida.

El estrés oxidativo

El proceso de radicales libres deficitarios de electrones robándolos de otros átomos se llama «oxidación». El nombre se debe a la observación de que un átomo muy común y necesario para la vida, el oxígeno, es un rapiñador de electrones especialmente poderoso cuando tiene la necesidad. El potente efecto del oxígeno puede verse cuando el hierro se cubre de orín, las manzanas adquieren un color marrón y las grasas se ponen rancias. El potente efecto del oxígeno puede verse cuando el hierro se cubre de orín, las manzanas adquieren un color marrón y las grasas se ponen rancias. Estas formas inestables de oxígeno se llaman «especies de oxígeno reactivo».

Otros átomos también pueden dañar nuestro cuerpo; por ejemplo, las formas inestables del nitrógeno, llamadas «especies de nitrógeno reactivo». Cuando nuestros cuerpos corren riesgo de oxidación a causa de radicales libres, como los ya mencionados, se dice que estamos sometidos a «estrés oxidativo», el cual causa daño en las células y nos hace vulnerables a sufrir inflamación crónica y enfermedades (véase p. 39).

Antioxidantes

Aunque poseemos sistemas internos para intentar neutralizar el daño oxidativo que los radicales libres pueden causar en nuestras células, confiamos en los nutrientes presentes en nuestra comida que tienen la capacidad de proporcionar electrones para estabilizar esas especies reactivas.

Existe mucha cantidad de estas moléculas naturales, llamadas antioxidantes; sobre todo en frutas y verduras. Buena parte son el resultado evolutivo de plantas que aseguran así la protección de sus frutos, y de ellas mismas, frente al pernicioso estrés oxidativo presente en su entorno. Muchos alimentos que se han calificado como «superalimentos» presentan una abundante cantidad de antioxidantes y se han mostrado ser eficaces para protegernos de enfermedades crónicas.

Factores externos, como el tabaquismo y las sustancias contaminantes, también pueden incrementar la cantidad de radicales libres en el cuerpo, con el consecuente potencial de causar daño. Esto puede deberse a un aumento de la exposición a la oxidación dañina o a una disminución de la capacidad antioxidante corporal resultado de la adopción de hábitos nocivos en nuestro estilo de vida, acompañada de una mala alimentación.

No obstante, sería erróneo definir un estado saludable como encontrarse libre de toda presencia de estrés oxidativo. La presencia inevitable de radicales libres ha tenido como respuesta evolutiva la creación de un estado equilibrado de *redox* [óxido-reducción] en nuestras células, donde el estrés oxidativo es compensado con la capacidad antioxidante natural de nuestras células. Esto, junto con una adecuada ingestión de antioxidantes a través de la dieta, permite a nuestros cuerpos procesar con éxito los compuestos potencialmente peligrosos derivados de reacciones químicas internas o de sustancias contaminantes externas.

También hay pruebas de que la presencia de una baja concentración de moléculas reactivas puede causar ciertos efectos beneficiosos, incluyendo en estos la defensa frente al ataque de una infección y un apoyo a nuestro sistema inmunológico. Al ejercitamos se produce un inevitable incremento en la intensidad de la actividad química corporal y nuestra respuesta natural es equilibrarlo para conseguir un estado de *redox*. La conclusión final es que ¡el ejercicio es bueno para nosotros!

SUPLEMENTOS ANTIOXIDANTES, UNA NOTA DE ADVERTENCIA

Con el descubrimiento de los posibles beneficios de los antioxidantes presentes en nuestra dieta, creció la esperanza de que, simplemente, tomando suplementos de los antioxidantes producidos por nuestro cuerpo disminuiría la posibilidad de contraer enfermedades o incluso la de curar una ya existente.

En muchas tiendas, también en línea, están a la venta mucha variedad de concentrados antioxidantes. Hay píldoras de vitamina E, extractos de arándano o pastillas de ajo... La variedad y el coste varían, y los efectos que dicen tener sobre la salud también. Existe incluso un suplemento elaborado con extracto de hojas de olivo. No obstante, a pesar de las teorías y las categóricas aseveraciones de los fabricantes, los estudios científicos no han logrado demostrar de modo convincente ningún beneficio derivado de este tipo de suplementación artificial. La verdad es que hay investigaciones que muestran cómo ciertos suplementos pueden ser nocivos. Aunque los estudios de población indican que las dietas ricas en vitamina E y beta-caroteno están relacionadas con la reducción del riesgo de contraer cáncer de pulmón, al suministrarles suplementos de vitamina E y caroteno a pacientes que sufrían este tipo de enfermedad, los índices de supervivencia entre aquellos que tomaron la dosis adicional de antioxidantes artificiales, en realidad, disminuyó.

Una explicación posible para este resultado puede encontrarse en el equilibrado estado de *redox* presente en nuestras células.

El equilibrio entre radicales libres y la capacidad antioxidante necesaria para mantener nuestro cuerpo en un estado saludable es muy sutil, y el aumento artificial de los niveles antioxidantes debido a la suplementación puede causar un efecto adverso. Esto puede inhibir la necesidad de nuestras células para crear antioxidantes naturales como defensa o emplear del modo adecuado los abundantes y diversos compuestos químicos que encontramos siguiendo una dieta saludable.

Las interacciones entre los nutrientes de la comida, el modo en que se digieren y se emplean son más complejas que el hecho de incluir un puñado de antioxidantes en la dieta y esperar que nos proteja. Hay otros factores implicados. Por ejemplo, algunos minerales, entre ellos el selenio y el cinc, desempeñan una función fundamental en el proceso de neutralización de radicales libres.

Antioxidantes en el aceite de oliva

El grupo de antioxidantes más importante presente en el aceite de oliva virgen extra son los polifenoles. Entre ellos, los más importantes son los derivados del tirosol: el tirosol propiamente dicho, el hidroxitirosol, la oleuropeína y unos cuantos componentes más. El aceite de oliva virgen extra también contiene otros tipos de polifenoles, como lignanos, flavonoles y antocianinas.

Se han llevado a cabo numerosos estudios descriptivos de los efectos de los antioxidantes fenólicos en el cuerpo y los beneficios mostrados han sido muchos y variados. Su actividad en la neutralización de radicales libres es una función que previene muchas enfermedades degenerativas crónicas (véase p. 31). También nos protegen frente a desórdenes en el sistema circulatorio, como problemas cardíacos e infartos cerebrales, y pueden ayudar a la prevención del desarrollo de cánceres. También han demostrado contribuir a una saludable formación ósea y poseer un efecto beneficioso en los niveles de colesterol. Ayudan a disminuir los niveles de sustancias químicas asociadas a la inflamación y también presentan actividad antimicrobiana.

La lista de beneficios aumenta a medida que se realizan más investigaciones. Un reciente estudio llevado a cabo por la Universidad de Luisiana propone el sistema mediante el cual los polifenoles del aceite de oliva podrían disminuir el estrés oxidativo, causa probable de la demencia senil de tipo Alzheimer. Es interesante señalar que esta enfermedad es menos frecuente en los países donde se lleva un estilo de vida mediterráneo.

Los antioxidantes fenólicos solo se encuentran en los aceites de oliva virgen y virgen extra. Los procesos de refinado despojan al producto de la gran mayoría de componentes no grasos. No obstante, la vitamina E permanece y esta posee propiedades antioxidantes, lo cual contribuye a los efectos beneficiosos de todo tipo de aceite de oliva.

Los niveles de polifenoles en el aceite de oliva virgen extra pueden variar de menos de cincuenta miligramos por kilo a setecientos. Se cree que en muchos de los aceites producidos a gran escala la media de sus niveles ronda los doscientos miligramos por kilo. Es más probable que los aceites de oliva Premium, que suelen producirse en menor cantidad, presenten niveles más elevados, entre trescientos y quinientos cincuenta miligramos por kilo.

A pesar de que los niveles de polifenoles varían entre los aceites de oliva virgen extra, la proporción de tirosol permanece sorprendentemente constante en relación a otros polifenoles menos abundantes. Supera a los demás grupos de polifenoles en un ratio medio de entre veinticinco y cuatrocientos a uno. Es difícil medir con precisión cada polifenol en particular, sobre todo si se encuentra en pequeñas cantidades, y se ha abierto un vivo debate acerca de la viabilidad de los diferentes métodos analíticos. No obstante, el hecho de que el grupo de polifenoles tirosol muestre esta predominancia universal es muy importante respecto a la medición del contenido general de polifenoles al realizar aseveraciones acerca de la salud.

La Autoridad Europea para la Seguridad de los Alimentos investiga los antioxidantes del aceite de oliva

La Autoridad Europea para la Seguridad de los Alimentos (EFSA) es una agencia independiente dedicada al asesoramiento de países miembros de la Unión Europea acerca de asuntos relacionados con la seguridad alimentaria y su regulación. Todos los miembros de la Unión tienen la potestad de apoyar las indicaciones de la EFSA para garantizar su cumplimiento.

Hasta hace bien poco, se abordaban de un modo bastante arbitrario las aseveraciones acerca de las propiedades nutritivas realizadas por los productores, pero en 2014 se inició la ejecución de un protocolo mucho más consistente y el proceso para permitir realizar una afirmación valorativa por parte del comité se ha hecho muy riguroso. El resultado del análisis llevado a cabo en la investigación de cada solicitud determina si los productores pueden, o no, etiquetar un ingrediente según sus posibles beneficios para la salud. Como consecuencia, muchos productores han sido obligados a retirar de sus etiquetas del envase afirmaciones alimenticias no encontradas.

En los últimos años, la EFSA ha evaluado varios estudios que ponen de manifiesto el efecto antioxidante de los polifenoles presentes en el aceite de oliva virgen extra y la gran protección que suponen para el cuerpo frente a la oxidación del colesterol LDL (véase p. 30). Como resultado, la EFSA ha confirmado el establecimiento de una relación causa-efecto entre el consumo de los polifenoles presentes en el aceite de oliva y la protección frente al daño oxidativo del colesterol LDL, y que el contenido de polifenoles en un aceite de oliva virgen extra debe ser medido según sus niveles de hidroxitirosol y sus derivados. En su informa, la EFSA manifiesta:

> El comité considera que, para lograr el efecto señalado en la declaración, deben ser consumidos a diario cinco miligramos de hidroxitirosol y sus derivados. Esta dosis, si es provista por una cantidad moderada de aceite de oliva, puede consumirse con facilidad dentro de una dieta equilibrada. La concentración presente en algunos aceites puede ser demasiado baja para facilitar el consumo de esta cantidad de polifenoles dentro de una dieta equilibrada.

Puesto que conocemos la cantidad aproximada de la proporción de tirosoles en los aceites de oliva virgen extra, el nivel de consumo deseado puede conseguirse con dos cucharadas diarias de un aceite que posea un nivel total de polifenoles de doscientos cincuenta miligramos por kilo o más.

Al reconocer la capacidad del aceite de oliva para proteger al colesterol LDL del daño oxidativo, la EFSA ha señalado solo al aceite de oliva como protagonista en la importante función preventiva de una enfermedad crónica. Además, los datos de las investigaciones analizados por el comité incluían varios estudios que demostraban la relación proporcional entre bajos, moderados y altos niveles de antioxidantes polifenoles con el incremento de su efecto terapéutico.

Todo esto tiene una gran importancia, pues admite la diferencia del efecto que distintos aceites de oliva tienen sobre la salud. La concentración de polifenoles en algunos aceites de oliva son demasiado bajos para satisfacer el consumo requerido dentro de una dieta equilibrada.

RESUMEN

1. No solo es importante el tipo de grasa presente en la dieta, sino también el nivel de antioxidantes fenólicos de la misma.
2. El trabajo de los antioxidantes consiste en limpiar y estabilizar los nocivos radicales libres que se producen como resultado de la continua actividad bioquímica del cuerpo.
3. Los antioxidantes también ayudan a mantener las células del cuerpo en un estado de equilibrio y, por tanto, en una condición saludable. Cuando se rompe ese equilibrio, el trabajo celular pierde eficacia y eso puede llevar a tener más posibilidades de desarrollar diferentes clases de enfermedades.
4. Tomar suplementos antioxidantes no tiene el mismo efecto que consumir los antioxidantes naturales presentes en los alimentos.
5. El aceite de oliva posee cierta cantidad de antioxidantes, y se ha demostrado que su actividad conlleva muchos beneficios para la salud, como su función protectora frente a enfermedades coronarias.
6. Ahora la Autoridad Europea para la Seguridad de los Alimentos ha aprobado también las etiquetas que anuncian los efectos saludables de aceites de oliva cuyo contenido en polifenoles supere los doscientos cincuenta miligramos por kilo. El consejo es consumir dos o tres cucharadas diarias de dichos aceites.

3. EL ZUMO MEDICINAL

La importancia del aceite de oliva en la dieta no solo reside en su función protectora frente a enfermedades coronarias o en su capacidad reductora del estrés oxidativo. También son importantes sus propiedades antiinflamatorias. La inflamación es un proceso asociado a muchas enfermedades y dolencias crónicas. Las infecciones y la artritis son ejemplos evidentes de un problema inflamatorio, pero la inflamación no se reduce, simplemente, al resultado de un ataque bacteriano o una señal de riesgo para las articulaciones, también es un aviso general de la presencia de diversas enfermedades y problemas.

Inflamación benigna

La inflamación es el resultado de una serie de procesos con el que nuestro cuerpo nos protege de lesiones o enfermedades agudas. La movilización de nuestro sistema inmunológico para aislar y tratar los nocivos ataques de una infección produce una respuesta diseñada para destruir las bacterias o virus invasores.

Esta respuesta incluye la producción de poderosos compuestos químicos, incluidos los radicales libres (véase p. 32), que atacan a esos agentes infecciosos no deseados. También se incrementa el flujo sanguíneo, la temperatura y la hinchazón en la zona. En el caso de enfermedades agudas esta inflamación va seguida de la sanación y el reparo celular una vez se haya eliminado la causa de la dolencia, y el cuerpo recupera su condición habitual.

Inflamación crónica

La inflación también puede ocurrir en enfermedades crónicas que no son resultado de infecciones, y las consecuencias pueden ser dañinas. El sistema inmunológico corporal puede entrar en funcionamiento para responder al daño causado por la llegada de un factor externo, como el tabaco, los rayos UVA, las toxinas y los agentes químicos contaminantes presentes en nuestro entorno, o por la producción de radicales libres y el subsecuente estrés oxidativo generado por las reacciones químicas de nuestro cuerpo.

Este tipo de inflamación puede tener efectos a largo plazo nocivos para nuestra salud. Puede dar lugar a un círculo vicioso donde el sistema inmunológico intente proteger a las células del daño y, paradójicamente, contribuir a la perpetuación del problema. La inflamación produce más radicales libres en el cuerpo y estos más inflamación y así hasta el infinito. Este proceso, con el paso del tiempo, nos conducirá a una enfermedad crónica.

El nexo entre los radicales libres, el estrés oxidativo y la inflamación nociva indica que las dietas altas en antioxidantes pueden reducir la inflamación al detener el estrés oxidativo neutralizando los radicales libres. Por otro lado, alimentos como las grasas trans, algunas grasas poliinsaturadas y ciertos azúcares, pueden incrementar la posibilidad de su desarrollo. Por tanto, algunos alimentos pueden tener propiedades inflamatorias o antiinflamatorias.

Coágulos y trombos

Las enfermedades coronarias, por ejemplo, son dolencias caracterizadas por la inflamación crónica. El tipo de enfermedad crónica más común, las enfermedades coronarias y las apoplejías, suelen ser resultado de arterias obstruidas, las cuales reducen peligrosamente el suministro de sangre al corazón, al cerebro y otros órganos. El proceso conocido como «arteriosclerosis» es la causa del estrechamiento de las arterias.

Si el cuerpo produce altos niveles de colesterol LDL, quizá como resultado de una dieta deficiente, puede dar lugar a la oxidación de los radicales libres de este colesterol, creando moléculas inestables que penetran el revestimiento de los vasos sanguíneos y causan un proceso inflamatorio. La respuesta natural a la inflamación es aislar y sellar el área dañada y las paredes de los vasos sanguíneos comienzan a formar una placa. Esto, a su vez, da como resultado el estrechamiento y la posible obstrucción de la arteria.

También existe la tendencia a crear plaquetas para minimizar el riesgo de hemorragia causado por una herida o la ruptura de un vaso sanguíneo. Con un estrés oxidativo mayor, estas plaquetas pueden romperse y entrar en el torrente sanguíneo provocando una súbita y catastrófica falta de sangre en órganos vitales. Es lo que sucede en un ataque al corazón o un infarto cerebral agudo.

Aunque la acumulación de placas que causan la arteriosclerosis es un proceso que puede durar muchos años, numerosos estudios demuestran cómo la adición de aceite de oliva en la dieta puede reducir el riesgo de casos graves, aunque esta dieta se adopte en la madurez. Esto parece confirmar que el aceite de oliva podría impedir los episodios agudos de oxidación que llevan a la ruptura de placas y coágulos, así como prevenir dolencias a largo plazo en el sistema circulatorio. Todo eso no solo afecta a los vasos que llevan sangre al corazón, sino a los relacionados con otras partes del cuerpo… El llamado sistema vascular periférico.

Parte del estudio Predimed muestra que los índices de enfermedades en el sistema vascular periférico (EVP) reflejaban una reducción de dos tercios en los sujetos que habían adoptado una dieta mediterránea suplementada con aceite de oliva virgen extra rico en antioxidantes. Los investigadores participantes en ese mismo estudio también descubrieron que la arritmia cardiaca (la fibrilación atrial), otro factor de riesgo para la formación de coágulos peligrosos, se redujo en un treinta y ocho por ciento.

El aceite de oliva virgen extra como antiinflamatorio

Sin embargo, existe otra razón por la cual alimentos como el aceite de oliva virgen extra pueden influir contra la inflamación. Algunos polifenoles poseen la capacidad de actuar en la propia inflamación mediante procesos químicos independientes al proceso de oxidación. Por ejemplo, algunos polifenoles presentes en el aceite de oliva virgen extra han mostrado su capacidad para afectar al nivel de enzimas dañinas encontradas en articulaciones artríticas y, de ese modo, disminuir la inflamación. Los estudios donde se emplearon aceites de oliva refinados no mostraron tales efectos. La investigación también mostró que los pacientes con artritis reumatoide que recibieron una cantidad adicional de aceite de oliva virgen extra en su dieta afirmaron sentir menos dolor, inflamación y síntomas articulares.

Un fenol presente en el aceite de oliva virgen extra ha recibido una atención especial debido a sus efectos antiinflamatorios. Este compuesto se llama oleocantal («óleo» significa aceite, «cant» es una partícula del vocablo latino *acanthus* y significa «espina». El sufijo «al» se debe al compuesto orgánico aldehído). La sorprendente historia de su descubrimiento en 2005 es un afortunado relato de ciencia y alimentación.

Una compañía farmacéutica estadounidense introdujo en el mercado un nuevo medicamento contra el catarro que no requería receta médica, pero las críticas de los consumidores indicaban que uno de sus componentes producía una sensación de irritación en la garganta bastante fuerte, aunque inocua. Los fabricantes pidieron al Monell Chemical Senses Institute de Filadelfia que lo investigase. El instituto sabía que uno de los ingredientes del medicamento era el ibuprofeno, así que comenzaron a trabajar para comprender el mecanismo por el cual este antiinflamatorio causaba esa leve tos al administrarse en líquido.

Por casualidad, uno de los científicos del instituto Monell, Gary Beauchamp, se encontraba de viaje en Italia, donde tomaba muestras de la última cosecha de varios aceites de oliva virgen extra. Advirtió un efecto muy parecido, ligeramente irritante, que en algunos casos provocaba el mismo tipo de tos. Esto condujo a la apertura de una línea de investigación en Monell que mostró cómo el ibuprofeno y el oleocantal del aceite de oliva virgen extra, a pesar de ser compuestos químicos muy distintos, tenían un efecto similar en las sensaciones de nuestro paladar y compartían propiedades antiinflamatorias.

Se estima que 50 ml de aceite de oliva virgen extra rico en oleocantal polifenólico puede aportar el efecto antiinflamatorio equivalente a 200 mg de ibuprofeno. Además, la presencia de este y otros antiinflamatorios naturales presentes en el aceite de oliva virgen extra contribuye a disminuir los casos de artritis, asma, enfermedad inflamatoria intestinal y otras dolencias crónicas.

Las causas de la inflamación articular en la osteoartritis son distintas a las de la artritis reumatoide. Es una dolencia que consiste en el desgaste por uso del hueso, dando como resultado uno más fino, y no el propio sistema inmunológico del individuo contribuyendo a la destrucción de una articulación sana. Con esta relación, los científicos descubrieron la importancia de una sustancia llamada lubricina, la proteína que protege las articulaciones sanas. La presencia de lubricina es escasa en articulaciones inflamadas por la osteoartritis, pero su nivel puede ser restaurado y la inflamación reducida mediante el ejercicio y una dieta rica en aceite de oliva virgen extra. Además, el consumo habitual de aceite de oliva ha mostrado incrementar la absorción de minerales como el calcio y optimizar la capacidad del cuerpo para emplearlos en la formación de las rígidas estructuras óseas.

La colitis ulcerosa es otra enfermedad inflamatoria que causa dolor y hemorragias, además de otras complicaciones. La investigación realizada por la universidad de East Anglia ha mostrado que el ácido oleico del aceite de oliva parece ayudar a prevenir el desarrollo de la dolencia al bloquear los agentes químicos del intestino que agravan la inflamación.

El aceite de oliva virgen extra y el cáncer

Durante muchos años, los científicos han observado bajos índices de distintos tipos de cáncer en la población que más de cerca sigue una dieta mediterránea rica en aceite de oliva. Ahora, los estudios muestran vínculos específicos con el aceite de oliva virgen extra. Los efectos antioxidantes y antiinflamatorios derivados del consumo habitual de aceite de oliva virgen extra de buena calidad ayudan a evitar las nocivas consecuencias de la oxidación, que pueden causar daño en las células y la cadena de ADN y, así, provocar cambios cancerígenos al ser alterada la programación genética celular.

Cada vez se publican con más frecuencia estudios particulares que asocian la reducción del riesgo de padecer cáncer con el aceite de oliva virgen extra, pero hay conclusiones aún más sólidas e interesantes fruto del estudio de los estudios… Es decir, una revisión sistemática o «metanálisis». Este es un proceso donde los científicos emplean los resultados de varias investigaciones publicadas para analizar la combinación de sus resultados.

En 2010 y 2011, centros de investigación en Milán y Atenas publicaron metanálisis que contenían pruebas evidentes que señalaban la relación entre el consumo de aceite de oliva virgen extra y un menor riesgo de contraer ciertos tipos de cáncer. Entre ellos se encuentran el cáncer de mama, de tracto respiratorio y de tracto gastrointestinal, incluidos el cáncer de esófago y de colon.

Estudios independientes han concluido que podría existir una reducción en los índices de progresión de cáncer de mama y algunos cánceres de piel con un consumo más elevado de aceite de oliva virgen extra. Lo cierto es que un subgrupo dentro del estudio español Predimed (véase p. 14) mostró una reducción de un sesenta y ocho por ciento en el riesgo de padecer cáncer de mama. Es interesante señalar que se han encontrado ciertas similitudes químicas entre los lignanos del aceite de oliva virgen extra y el tamoxifeno que se emplea para tratar, y a veces para prevenir, el cáncer de mama. Algunas investigaciones indican que quizás el ácido oleico del aceite de oliva trabaje con las drogas anticancerígenas ayudando a potenciar sus beneficios. En la actualidad, muchos científicos concentran sus estudios en capacidad de los componentes del aceite de oliva para regular y controlar esos genes de nuestras células y «activar» los genes protectores.

Los informes acerca de investigaciones realizadas en Suiza, Italia y Nueva Zelanda sobre pequeños grupos que seguían una dieta mediterránea con aceite de oliva también muestran alentadores resultados respecto a la reducción del riesgo de cáncer de útero y en el progreso del cáncer de próstata en los hombres.

El aceite de oliva y la hipertensión

La hipertensión colabora, junto con el colesterol oxidado en las paredes de los vasos sanguíneos, en el incremento del riesgo de enfermedades coronarias y apoplejías. Los componentes del aceite de oliva virgen extra no solo se han revelado beneficiosos para ajustar los niveles de colesterol y reducir su oxidación, sino también para disminuir la presión sanguínea.

En los últimos tiempos se han realizado algunas investigaciones muy interesantes que muestran cómo la combinación de los ácidos grasos monoinsaturados del aceite de oliva con los componentes nítricos habituales en las ensaladas, hortalizas y verduras de hoja verde, producen ácidos grasos nitrogenados. Este tipo de ácido graso nitrogenado actúa manteniendo una presión sanguínea baja.

Una dieta rica en aceite de oliva no solo puede prevenir la hipertensión; también ha mostrado que la presión sanguínea puede experimentar una reducción importante en pacientes bajo medicación y, en consecuencia, reducir su necesidad de fármacos.

Alimentos para el cerebro… Apoplejías, demencia senil, Alzheimer y Parkinson

Los infartos cerebrales suelen ser consecuencia de obstrucciones y coágulos formados en los vasos sanguíneos que suplen al cerebro de oxígeno y nutrientes. Una apoplejía puede tener un efecto devastador, provocar parálisis e incluso la muerte. Los mismos factores que influyen en los vasos sanguíneos cardiacos (véase p. 40) influyen de igual modo en cualquier parte del sistema circulatorio. Las grasas buenas y los antioxidantes polifenólicos, al reducir los efectos nocivos del colesterol, protegen la integridad y el buen funcionamiento de los vasos sanguíneos encargados de regar el cerebro.

En 2011, la prestigiosa revista *Neurology* publicó el artículo emitido por un grupo investigador de la Universidad de Burdeos que estudió a siete mil quinientos individuos. Observaron que, de media, aquellos quienes consumían más aceite de oliva habían reducido el riesgo de sufrir una apoplejía en un cuarenta y uno por ciento. La diferencia en el porcentaje de riesgo entre los que informaban del mayor consumo de aceite de oliva y los del menor fue de un extraordinario setenta y ocho por ciento.

Como parte del estudio Predimed (véase p. 14), los investigadores realizaron escáneres de ultrasonidos en los vasos más importantes encargados de regar los cerebros de los sujetos, así como mediciones de los tamaños de las placas existentes. La conclusión resultante fue que una dieta enriquecida con aceite de oliva virgen extra lleva a una importante ralentización en la evolución de las placas.

Algunos cuadros comunes de demencia senil son consecuencia de múltiples apoplejías leves que afectan a la función intelectual. Este tipo de demencia vascular es menos frecuente en las regiones donde el aceite de oliva virgen extra se emplea como parte de la dieta mediterránea. Dado que conocemos los efectos beneficiosos del aceite de oliva virgen extra en los vasos sanguíneos, grandes y pequeños, estas conclusiones son perfectamente acordes con lo que cabría esperar.

La enfermedad de Alzheimer, que es otro tipo común de demencia senil, también se reduce en las personas que siguen una dieta mediterránea. Al contrario que la demencia vascular, no conocemos bien la causa subyacente en la enfermedad de Alzheimer. Una teoría bastante extendida señala al estrés oxidativo como precursor de la producción de proteínas anómalas que forman un patrón específico en el cerebro. Es posible que las propiedades antioxidantes de sustancias como el oleocantal y la oleuropeína, presentes en el aceite de oliva virgen extra, puedan proteger al cerebro de esta enfermedad.

Aunque la enfermedad de Parkinson es un problema neurológico bien definido, comparte con la de Alzheimer el elemento común de una muerte celular en el cerebro que lleva al deterioro de su funcionamiento. A pesar de que pueda afectar a funciones intelectuales, el primer síntoma suele ser la incapacidad de controlar el movimiento. El metanálisis de los datos publicados acerca de la dieta mediterránea realizado por el doctor Sofi, en la Universidad de Florencia, observó una reducción del trece por ciento en la tasa de enfermedad de Parkinson entre la gente que seguía dicha dieta. Algunos investigadores creen que la vitamina E, muy abundante en el aceite de oliva virgen extra, puede contribuir a este efecto protector, aunque en los últimos tiempos también se tiene en cuenta al oleocantal.

Todavía no se conocen a fondo las causas de la enfermedad de Parkinson, pero resulta obvio que las células cerebrales son particularmente sensibles al estrés oxidativo, y es muy probable que las proporciones únicas de antioxidantes presentes en el aceite de oliva virgen extra puedan desempeñar una labor importante en proteger nuestra salud mental una vez llegados a la tercera edad.

Y aún más beneficios

Además de los antioxidantes y los antiinflamatorios fenólicos, el aceite de oliva virgen extra contiene una acusada cantidad de otras importantes sustancias químicas, como la vitamina E y el escualeno, que contribuyen a su efecto beneficioso para la salud. Muchos de estos componentes aún deben ser investigados a fondo.

La vitamina E, o tocoferol, está presente en el aceite de oliva virgen extra y en el aceite de oliva refinado. No obstante, el proceso de refinación elimina cierta cantidad de esta vitamina. La vitamina E posee efectos antioxidantes y también puede reducir la posibilidad de formación de coágulos al limitar el agrupamiento de plaquetas, que son las células sanguíneas en parte responsables de la formación de trombos. También puede desempeñar cierta función en la prevención de la formación de los coágulos que provocan enfermedades coronarias y apoplejías. La carencia de vitamina E también se ha relacionado con un incremento en el riesgo de padecer cáncer de pulmón, de próstata y en el cuello del útero.

Los aromas y sabores característicos del aceite de oliva provienen de un amplio espectro de hidrocarburos, incluyendo hexanales. Estos compuestos han mostrado poseer propiedades antimicrobianas, las cuales pueden protegernos de bacterias como la *E. coli* y los *estafilococos*. Los estudios acerca de estos componentes se encuentran en un estado inicial, pero muestran que las características del paladar de un aceite también pueden contribuir a la obtención de más beneficios para nuestra salud.

Una investigación llevada a cabo en Alemania ha señalado la posibilidad de que la inclusión de aceite de oliva en una comida pueda aumentar la sensación de saciedad e incrementar en cantidad mensurable los niveles de serotonina, que es una hormona relacionada con el citado efecto de saciedad. Incluso el aroma del aceite de oliva en nuestros alimentos puede crear esa sensación de saciedad a lo largo de nuestra comida, lo cual nos permite comer menos cantidad y gestionar con más eficiencia el efecto de los nutrientes consumidos. La sustancia empleada para proporcionar el aroma del aceite de oliva durante la investigación fue hexanal. Se sabe que es el aroma que proporciona las características «herbáceas» de algunos aceites de oliva virgen extra.

El escualeno es otro hidrocarburo presente en muchos alimentos vegetales, aunque la concentración en el aceite de oliva virgen extra es excepcionalmente elevada. En los aceites refinados es bastante menor. El escualeno es un poderoso antioxidante, y algunos científicos creen que el observado descenso de las tasas de cáncer de mama, páncreas y colon relacionado con una mayor ingesta de aceite de oliva puede deberse, en parte, a su elevada concentración de este compuesto. Además, también se encuentra una alta concentración de escualeno en la piel de los consumidores habituales de aceite de oliva. Su actividad antioxidante ha mostrado inhibir la formación de cánceres de piel.

El escualeno también se encuentra en el cuerpo. Es una de las moléculas precursoras de la formación de colesterol natural. No obstante, su consumo regular no parece elevar los niveles de colesterol en sangre. Al contrario, los estudios indican que tomar un suplemento de escualeno junto con un fármaco de la familia de las estatinas empleado para reducir el colesterol, como la pravastatina, potencia los efectos beneficiosos de la medicación.

RESUMEN

1. La inflamación es un factor presente en infecciones, heridas y muchas enfermedades y dolencias crónicas como las coronarias, las apoplejías, la artritis, el asma, la colitis ulcerosa y el cáncer.

2. El estrés oxidativo causado por la actividad de los radicales libres puede derivar en inflamación.

3. Los antioxidantes fenólicos presentes en el aceite de oliva virgen extra pueden reducir el estrés oxidativo y, de este modo, reducir también la inflamación.

4. Existen otros polifenoles en el aceite de oliva capaces de combatir la inflamación. Uno de ellos es el oleocantal, que actúa de modo similar a la sustancia química conocida como ibuprofeno.

5. Además de antioxidantes y antiinflamatorios, el aceite de oliva virgen extra también contiene otras sustancias beneficiosas, como la vitamina E y el escualeno.

6. El aceite de oliva virgen extra es una saludable mezcla de muchas sustancias naturales que se combinan para reducir el riesgo de varias enfermedades crónicas.

4. MANTENIENDO UN PESO SALUDABLE. ¿NUNCA MÁS A DIETA?

Hemos llegado a considerar las dietas como maneras de combatir el aumento de la epidemia de obesidad que sufre Occidente. Las dietas suelen incluir restricciones sobre qué podemos comer. Para muchos, estar a dieta significa «¿osaré comer esto?». A menudo, la dieta es la fórmula de la desdicha. Sin embargo, las investigaciones muestran que mucha gente ha intentado seguir diferentes tipos de dieta a lo largo de su vida, y la mayoría ha fracasado en mantener una pérdida de peso a largo plazo o beneficios en su salud.

Si contemplamos las dietas simplemente como comer para perder peso, aun en el caso de que se logre el objetivo, su valía puede ser dudosa a menos que también podamos asegurar hallarnos en un mejor estado de salud. La dieta del aceite de oliva descrita en este libro refleja el significado original de la palabra «dieta», que procede del vocablo griego *díaita* empleado para describir un estilo de vida. En la antigua cultura griega, esto se extendía más allá de la comida, llegando a abordar la forma física y el correcto modo de vivir como individuo en sociedad. Nosotros, al tener que lidiar con cuestiones éticas, niveles de calidad relacionados con los sistemas de producción intensivos, el efecto de los alimentos en nuestro medio ambiente, la comida rápida y el modo en que estos suministros son dirigidos según prioridades comerciales, quizá pudiésemos aprender más si contemplásemos la dieta como un estilo de vida.

No todas las calorías son iguales

El aceite de oliva es una grasa que contiene unas ciento veinte calorías por cucharada. En una cultura donde con frecuencia se aconseja contar y restringir nuestras calorías, sobran las razones para hacer que la gente abandone la ingesta regular del aceite de oliva.

No obstante, no hay pruebas de que el consumo habitual de aceite de oliva cause aumento de peso o que sea una causa probable de la obesidad. Al contrario, numerosos estudios muestras que seguir una dieta donde se incluye el libre empleo del aceite de oliva, como es la dieta mediterránea, es más adecuado para mantener un peso saludable. Este modo de alimentarse también ha resultado eficaz para proteger a la gente de desarrollar una diabetes tipo 2, la cual a menudo se relaciona con el sobrepeso.

Otros estudios muestran que el consumo de aceite de oliva tiene un efecto protector frente a enfermedades coronarias, aumento de la presión sanguínea, ciertos tipos de cáncer y otras dolencias crónicas, así que no tendría mucho sentido culparlo por un aumento de peso. Después de todo, el incremento de la obesidad está relacionado con los mismos problemas que el aceite de oliva puede ayudarnos a solventar.

La respuesta a esta aparente contradicción reside en una mejor comprensión no solo de las calorías y de cómo funcionan en nuestro cuerpo, sino de las funciones e interacciones entre los diferentes alimentos presentes en un marco alimenticio general. No es un asunto tan sencillo como a veces se ha propuesto. Nuestros cuerpos no solo suman el valor calórico de la comida, después le restan la cantidad de energía consumida ¡y al final envían el excedente a nuestros vientres y caderas!

Todas las grasas poseen el mismo aporte calórico, pero distintas grasas tienen efectos diferentes en cuestiones relativas a la ganancia de peso. El ácido oleico monoinsaturado del aceite de oliva parece contribuir mucho menos a la cantidad de tejido adiposo que acumulamos que otros tipos de grasa, como la saturada. Cuando absorbemos el ácido oleico, el modo en que es transportado y descompuesto en el hígado para su posterior uso metabólico es diferente al seguido por otras grasas. Esto hace menos probable que el ácido oleico termine causando la acumulación excesiva de grasa.

Ahora también sabemos que el exceso de energía aportado por los carbohidratos con un índice glucémico alto, como el azúcar y los cereales refinados o procesados, es un factor de riesgo más importante para la ganancia de peso. Y todo esto a pesar del hecho de que las bebidas azucaradas, por ejemplo, contengan relativamente menos calorías en cien gramos de producto que otros alimentos, como el aceite de oliva o los cereales integrales.

El aceite de oliva virgen extra y el índice glucémico

Al consumir un alimento rico en hidratos de carbono, el sistema digestivo lo descompone en azúcares que después serán transportados en forma de glucosa por nuestro torrente sanguíneo para proveernos de energía. El cuerpo regula de forma natural los niveles de glucosa en sangre produciendo una hormona llamada insulina. Esta hormona es la que nos permite almacenar la energía disponible, gracias a los azúcares de nuestra dieta, en forma de tejido adiposo, para ser empleada cuando la necesitemos.

Hay alimentos que se descomponen más rápido que otros, elevando así los niveles de azúcar en sangre. La velocidad a la que sucede este fenómeno se conoce como índice glucémico (IG) de los alimentos. Los carbohidratos simples, como el azúcar refinado, tienen un IG alto, pues se descomponen muy rápido y esto resulta en una vertiginosa acumulación de glucosa en sangre. En cambio, los carbohidratos complejos, como los cereales integrales, tardan mucho más tiempo en descomponerse en glucosa y por eso tienen un índice glucémico más bajo.

La mayor parte de las dietas modernas incluyen muchos alimentos con alto índice glucémico consistentes en cereales y azúcares refinados y, a menudo, edulcorantes añadidos, como sirope de maíz o almíbar. Es muy probable que tales dietas den como resultado un elevado nivel de azúcar en sangre, riesgo de sobrepeso, obesidad y, al final, se manifiesten en una diabetes de tipo 2.

Aunque el aceite de oliva como tal no tiene índice glucémico, pues contiene una cantidad despreciable de hidratos de carbono, puede afectar a otros alimentos que sí lo tengan. Igual que los alimentos ácidos, como el vinagre y el zumo de limón, el aceite de oliva puede tener cierta influencia en la descomposición de los carbohidratos ricos en almidón presentes en una comida y ralentizar la carga de los azúcares procedentes de otros alimentos.

Es útil conocer el índice glucémico de un alimento concreto, pero es importante entender que este puede verse afectado por el modo en que sea cocinado y condimentado... Y, más específicamente, si el nutriente es consumido con un generoso chorrito de aceite de oliva.

El aceite de oliva virgen extra afecta a la sensibilidad a la insulina

La insulina garantiza que los niveles de glucosa en sangre se mantengan dentro de unos márgenes seguros y útiles para el cuerpo. Un nivel de glucosa en sangre muy alto puede ser tóxico y dañino, por eso la cantidad de insulina creada después de la comida, por ejemplo, asegurará que el exceso de glucosa se almacene en el hígado, los músculos y las células adiposas para estar disponibles cuando exista una demanda de energía.

La mayoría de las personas saludables tienen lo que se conoce como «alta sensibilidad a la insulina», lo que significa que requieren solo una pequeña cantidad de esta hormona para controlar de modo adecuado los incrementos de azúcar en sangre. Esto sucede, sobre todo, cuando los azúcares de la dieta proceden de carbohidratos complejos, que se descomponen a lo largo de un extenso periodo de tiempo, es decir, que el incremento del nivel de azúcar en sangre tras una comida es lento.

Quienes necesitan más insulina para realizar la misma labor se dice que tienen «baja sensibilidad a la insulina» o que son «resistentes a la insulina». Esto puede suceder cuando estamos enfermos, en situaciones de desgaste fuerte o como resultado de una ingesta prolongada de alimentos con un alto índice glucémico y la consecuente ganancia de peso. Algunas personas tienen una deficiencia congénita para producir la cantidad adecuada de insulina. La diabetes de tipo 1 es un caso donde no se produce la suficiente cantidad de insulina para cubrir las necesidades del cuerpo en la regulación de los niveles de glucosa.

No conocemos por completo cuáles son los mecanismos necesarios para desarrollar una resistencia a la insulina y, por tanto, incrementar el riesgo de desarrollar una diabetes de tipo 2. Sin embargo, esto sucede cuando la gente adquiere sobrepeso y se ejercita menos. Entonces puede plantearse un círculo vicioso, sobre todo si se sigue una dieta rica en alimentos con alto índice glucémico. La sensibilidad a la insulina se reduce y se necesita cada vez más cantidad para controlar los niveles de azúcar en sangre. A su vez, los niveles de azúcar en sangre aumentan y se almacena más tejido adiposo, incrementando así la obesidad. Todo esto lo agrava el hecho de que la necesidad de recurrir a estos almacenes de energía disminuye si la gente se ejercita menos.

Con el paso del tiempo, la resistencia a la insulina es tan fuerte que el cuerpo, simplemente, es incapaz de producir la cantidad suficiente para mantener los niveles de azúcar bajo control. Se requiere medicación para incrementar de modo artificial los niveles de insulina e intentar mantener a raya las complejas enfermedades crónicas causadas por la diabetes.

Existe una variedad de factores que pueden ejercer una influencia positiva en la sensibilidad a la insulina, incluidas las sesiones de ejercicio realizadas y los alimentos ingeridos. Los alimentos con bajo índice glucémico y los ricos en fibra digestiva ejercen un efecto positivo, igual que el ácido oleico monoinsaturado del aceite de oliva. Disponemos de varios estudios dedicados a este efecto. Uno de ellos, realizado por investigadores romanos, publicado en 2015 en la revista *Nutrition and Diabetes*, descubrió que hay niveles más bajos de glucosa e insulina en sangre tras una comida que incluyese aceite de oliva. Otro, llevado a cabo en la Universidad de Córdoba y publicado en la revista *Diabetes Care*, muestra que, comparada con una dieta rica en carbohidratos con alto índice glucémico o grasas saturadas, una dieta abundante en grasa monoinsaturada mejora los niveles de azúcar en sangre antes y después de la ingesta. También se descubrió que el consumo de aceite de oliva impide el transporte de la grasa corporal a la cintura.

Aceite de oliva virgen extra y diabetes

Los efectos del aceite de oliva en la sensibilidad a la insulina, el control del azúcar y la sensación de saciedad tras una comida se combinan para hacer de él una parte integral de un estilo de vida óptimo para prevenir y también tratar la diabetes.

La mayor parte de los casos de diabetes de tipo 2 están vinculados a la obesidad, al estilo de vida y a una dieta mala. Los estudios han mostrado que el aceite de oliva no solo desempeña cierta función en la reducción del riesgo de desarrollar una diabetes de tipo 2, sino también en reducir las posibilidades de que los pacientes al borde de sufrir diabetes lleguen a desarrollarla plenamente.

La investigación realizada por el extenso estudio Predimed, publicada en la revista *Diabetes Care*, 2011, demostró que el riesgo de desarrollar una diabetes de tipo 2 se reducía en un cincuenta por ciento en los sujetos consumidores de una dieta mediterránea con aceite de oliva frente a aquellos que consumían una dieta baja en grasa. Otro estudio, el SUN (Seguimiento Universidad de Navarra), realizado en España a trece mil graduados universitarios, mostró una reducción del ochenta y tres por ciento en el riesgo de desarrollar una diabetes de tipo 2 para los sujetos que siguieron un estilo de alimentación mediterránea. El aceite de oliva, como parte de la dieta mediterránea, también reduce la severidad de la diabetes en quienes ya padecen la enfermedad, y ha demostrado reducir el riesgo de los consecuentes infartos y apoplejías.

Con el vertiginoso aumento del número de personas en Occidente que no solo se están volviendo más y más obesos, sino que también están desarrollando diabetes, con el riesgo añadido de padecer enfermedades coronarias y sufrir apoplejías, además de diversas dolencias en ojos y riñones, las pruebas a favor de la función protectora de la dieta mediterránea enriquecida con aceite de oliva deben ser una parte integral de las estrategias preventivas.

Aceite de oliva virgen extra y termogénesis

Todos los animales de sangre caliente necesitan mantener una temperatura que proporcione la estabilidad necesaria para que nuestros órganos y sistemas funcionen con eficiencia. El proceso de producir calor dentro de nuestros cuerpos se llama termogénesis. Generamos calor de tres modos diferentes: la primera es la termogénesis asociada al ejercicio (EAT), al quemar calorías durante una actividad deportiva; la segunda es la termogénesis sin ejercicio (NEAT), es decir, la generación de calor mediante la continua actividad química desarrollada en nuestro cuerpo; y la tercera es la termogénesis inducida por la alimentación (DIT), consistente en el procesamiento de los alimentos ingeridos.

Todos estos sistemas implican el empleo de la energía generada por la descomposición de la materia grasa almacenada en las células, lo cual puede contribuir a la reducción de grasa corporal. Hay ciertas pruebas de que tras la ingesta de una comida rica en aceite de oliva se produce un incremento de la termogénesis, y la termogénesis es una de las maneras de gastar energía y no a almacenarla como tejido adiposo.

¿La dieta definitiva?

Tarde o temprano, millones de personas en Europa y Estados Unidos realizan algún tipo de dieta reductora de peso. La tendencia parece consistir en llevar a cabo un gran número de dietas distintas durante un corto periodo de tiempo.

Las dietas especializadas vienen y van. Algunas se ponen de moda, a menudo porque las promueven celebridades, y después se desvanecen cuando llegan otras más novedosas. Con frecuencia se basan en un enfoque poco sistemático en vez de en el punto de vista general de nuestros hábitos alimenticios y estilo de vida.

No obstante, los acontecimientos nos han enseñado a ser escépticos frente a dietas que hacen caso omiso del complejo modo en que la alimentación interactúa con nuestro estilo de vida. Hemos pasado décadas reemplazando la grasa por el azúcar, intentando reducir calorías o buscando la píldora mágica que sustituyese a la comida natural. Se dice que la industria dietética estadounidense factura la asombrosa cantidad de veinte mil millones de dólares anuales; pero la cruda realidad es que la mayor parte de esas dietas fracasan a la hora de garantizar resultados positivos a largo plazo.

La mayoría de la gente se pone a dieta con la intención de perder peso, más que con el objetivo de lograr una mejora general de su salud. Esto resulta evidente al observar las numerosas dietas comerciales que en algún momento se han patrocinado, muchas de las cuales son potencialmente peligrosas por la combinación de alimentos reductores de peso que recomiendan. Por supuesto, la gente que se pone a dieta para perder peso experimentará ciertos beneficios, sobre todo si parten de una situación de gran obesidad. Sin embargo, la dieta definitiva sería una que logre mantener un peso saludable a largo plazo y proteja de enfermedades crónicas mediante el consumo de alimentos naturales variados.

Cuando la ciencia estudia con atención las dietas diseñadas para una pérdida de peso saludable y los beneficios adicionales de reducir los riesgos de sufrir las habituales enfermedades crónicas que somos susceptibles de contraer, solo encuentra un estilo de alimentación en Occidente que ofrece pruebas sólidas y convincentes, y esa es la dieta mediterránea con el aceite de oliva como actor principal.

Un estudio publicado en la revista *New England Journal of Medicine*, 2012, mostró que una dieta al estilo mediterráneo, con algunos límites en la ingesta calórica total, pero con la inclusión diaria de entre treinta y cuarenta y cinco mililitros de aceite de oliva, resultó una pérdida de peso exitosa y sostenida durante seis años en gente que sufría de sobrepeso al comienzo del estudio. Se mostró superior a las dietas bajas en grasas y bajas en carbohidratos y, al compararse los resultados de las tres, mostró mejores resultados en los niveles de colesterol. También era más alta la probabilidad de que los sujetos continuasen consumiendo una dieta mediterránea, pues resultaba mucho más placentera.

RESUMEN

1. El aceite de oliva contiene la misma cantidad de calorías que otras grasas, pero no hay pruebas de que su consumo habitual, como parte de un estilo de vida saludable, cause aumento de peso.

2. La grasa oleica monoinsaturada del aceite de oliva contribuye mucho menos al índice de grasa corporal que otros tipos de grasas alimenticias, como las saturadas.

3. Es más probable la contribución a la ganancia de peso de la glucosa obtenida a partir de cereales y azúcares refinados que la del aceite de oliva. Esto se debe a que esos alimentos poseen un alto índice glucémico.

4. Los alimentos con un alto índice glucémico pueden descomponerse con facilidad en el cuerpo en forma de glucosa y, así, elevar los niveles de azúcar en sangre muy rápido. Los de índice glucémico bajo, como los cereales integrales, se descomponen mucho más despacio y, de ese modo, no elevan la cantidad de azúcar en sangre al mismo nivel.

5. Una dieta mediterránea con aceite de oliva ha demostrado ayudar a mantener un peso saludable, así como a reducir el riesgo de padecer un buen número de otras enfermedades crónicas.

6. La insulina es una hormona liberada por el cuerpo para controlar el nivel de azúcar en sangre. La mayoría de las personas sanas solo requieren una cantidad relativamente pequeña de insulina para controlar sus niveles de azúcar en sangre.

7. La obesidad y una mala dieta pueden hacer que el cuerpo necesite más insulina para tratar con altos niveles de azúcar en sangre. Esto puede crear un círculo vicioso que lleve al desarrollo de una diabetes de tipo 2 y sus dolencias asociadas.

8. El aceite de oliva, los alimentos con bajo índice glucémico y los ricos en fibra digestiva ejercen un efecto positivo en dicha situación.

9. Varios estudios muestran que seguir una dieta mediterránea, rica en aceite de oliva, supone una notable reducción de la posibilidad de desarrollar una diabetes de tipo 2.

10. Millones de personas comienzan varios tipos de dieta al año, pero pocas obtienen el objetivo deseado de una pérdida de peso saludable y duradera.

11. Al ser el aceite de oliva un elemento importante en la prevención de la obesidad, y de la consecuente diabetes, así como otras muchas enfermedades crónicas, parece lógico que una dieta mediterránea rica en aceite de oliva sea la dieta universal más apropiada.

5. EL ACEITE DE OLIVA EN EL CORAZÓN DE LA DIETA MEDITERRÁNEA

Gracias a la extensa y continua investigación realizada en muchos países, ahora podemos celebrar las cualidades curativas del aceite de oliva virgen extra. La ciencia ha demostrado que un par de cucharadas diarias de este excelente zumo de frutas puede proporcionar unos singulares y poderosos beneficios para nuestra salud. No obstante, el aceite de oliva no es un medicamento. Es un alimento natural y nutritivo y es la base de la dieta mediterránea. Se halla presente en todas las cocinas de la región mediterránea. Se emplea para cocinar, dar sabor y realzar muchos platos tradicionales que, tras ser analizados científicamente, demuestran tener un verdadero efecto positivo en nuestra salud. El aceite de oliva no solo actúa como un ingrediente culinario de primera clase, sino que también hace aflorar las mejores cualidades nutricionales de otros alimentos.

Los índices empleados por los científicos para medir el seguimiento de la gente a la dieta mediterránea empiezan, cada vez con más frecuencia, con preguntas relativas al empleo de aceite de oliva. Esta es la principal fuente de lípidos y la base general de la dieta, que es rica en vegetales, fruta, pescado, hierbas y frutos secos.

La dieta mediterránea

La expresión «dieta mediterránea» fue empleada por primera vez por el profesor Ancel Keys, de la Universidad de Minnesota, que a finales de la década de 1950 y durante la de 1960 la empleó para describir el estilo de vida y dietético común a los siete países mediterráneos presentes en el *Estudio de los siete países*. Descubrió que las personas que seguían este patrón dietético disfrutaban de mejor salud y más longevidad que los ciudadanos de los prósperos países del noroeste europeo y Estados Unidos. A partir de entonces, la expresión comenzó a emplearse como referencia a la dieta tradicional del sur de Italia, Grecia y Creta.

Hoy en día esta expresión describe mucho más que un solo patrón alimenticio. La cultura culinaria, las técnicas de cocinado y los productos frescos locales de los países de la cuenca mediterránea son extremadamente variados, pero todos tienen una cosa en común. Todos emplean el aceite de oliva a diario, a menudo entre veinte y treinta mililitros por persona y día; quizá incluso setenta. Además, el aceite de oliva se sirve junto a alimentos frescos, sin procesar, con poca carne, carbohidratos simples o azúcares refinados.

La base de esta dieta es la fruta fresca, de temporada, verduras con cereales integrales, legumbres secas, como las alubias y las lentejas, frutos secos y semillas. El pescado o los mariscos se consumen al menos dos veces por semana. Algún producto lácteo, por lo general en forma de yogur y queso elaborado con leche de ovejas o cabras de pastoreo, también se incluye con regularidad.

La carne roja se consume con menos frecuencia y en menor cantidad que lo habitual en las dietas más ricas de la Europa septentrional y los Estados Unidos. Las aves de corral y la caza suelen ser las opciones habituales. Se emplean hierbas y especias, más que la sal, para dar sabor y decorar los platos, añadiéndolos así al perfil nutricional de la dieta. Los postres suelen consistir en frutas de temporada aunque, en ocasiones señaladas, se sirvan dulces preparados con semillas, frutos secos, masa pastelera elaborada con aceite de oliva y miel como edulcorante. Los alimentos procesados, ricos en azúcar y grasas saturadas, son escasos. Con la comida se bebe vino a menudo y con moderación, y después acostumbran a degustar una infusión. La cultura de tomarse su tiempo para disfrutar de la comida es un factor esencial en su estilo de vida.

Esta dieta mediterránea tradicional contiene una proporción saludable de grasas. Es rica en grasas monoinsaturadas, procedentes del aceite de oliva, en comparación con las grasas saturadas procedentes de fuentes animales. Las grasas saturadas consumidas en este tipo de dieta suelen ser la presente en el queso de cabra, que no están relacionadas con el incremento del nivel de colesterol potencialmente peligroso (véase p. 23). Las carnes rojas consumidas no forman parte de alimentos procesados y, a menudo, están marinadas o cocinadas con aceite de oliva, hierbas aromáticas y vino, que se creen elementos reductores de los componentes nocivos que puedan crearse como resultado de la fritura o la parrilla. Las grasas poliinsaturadas de la dieta presentan una proporción general óptima entre las grasas omega-3 y omega-6 inferior a cuatro a uno (véase p. 26).

La cantidad media diaria de vegetales consumidos en la dieta mediterránea es notablemente superior a la incluida en la dieta moderna habitual. Los vegetales son ricos en fibra digestiva y otros elementos, como los encargados de proporcionarles su color. Estos se llaman fitoquímicos. El aceite de oliva es un elemento culinario y de presentación de estos platos vegetarianos, y juntos aportan una mezcla de vitaminas esenciales, minerales y antioxidantes.

Los hidratos de carbono procedentes de cereales integrales no refinados de esta dieta suelen tener un índice glucémico bajo y, sobre todo, al combinarlos con aceite de oliva poseen una carga glucémica muy baja. También las legumbres y los frutos secos poseen una carga glucémica baja, además de ser una fuentes excelentes de vitaminas, minerales y fibra digestiva.

El aceite de oliva y el poder de la dieta mediterránea

La inclusión diaria del aceite de oliva virgen extra en la dieta contribuye a asegurar que el conjunto de beneficios para la salud aportado por la dieta mediterránea sea mayor que la suma de sus partes. Ese es el aspecto más importante de este tipo de alimentación. En particular, el aceite de oliva virgen extra no solo complementa y potencia el valor nutritivo de la dieta, sino que aporta grandes beneficios de por sí al reducir los riesgos de contraer muchas dolencias y enfermedades crónicas.

Esto ha sido confirmado por años de investigación. El Estudio EPIC (véase p. 14) ha mostrado que una elevada ingesta de aceite de oliva puede reducir el riesgo de muerte por enfermedad coronaria hasta en un cuarenta y cuatro por ciento y el ratio de muertes en general en un veintiséis por ciento. El estudio Predimed (véase p. 14) también muestra que una dieta de tipo mediterráneo suplementada con aceite de oliva virgen extra puede reducir en un tercio el riesgo de enfermedades coronarias, apoplejías y muerte en un amplio rango de población considerado grupo de riesgo de enfermedades cardiovasculares.

Las investigaciones están demostrando que el aceite de oliva puede considerarse un elemento protector contra las enfermedades independientemente de los demás elementos dietéticos. En 2016, la revista *Public Health Nutrition* publicó los resultados de una prueba realizada a 1.200 individuos en Atenas, la cual mostró un vínculo entre el empleo exclusivo de aceite de oliva, en vez de otros aceites de cocina o de sazón, y su capacidad para reducir enfermedades coronarias en un treinta y siete por ciento, incluso después de haber tenido en cuenta otros factores de riesgo y elecciones de vida, como son la actividad física y la alimentación. Los autores del artículo llegaron a la conclusión de que esta reducción de riesgo gracias al empleo de aceite de oliva es independiente del seguimiento de una dieta de tipo mediterráneo por parte del individuo.

REDUCCIÓN DE RIESGOS CON LA DIETA MEDITERRÁNEA

Desde que Ancel Keys observase por primera vez los reducidos niveles de muchas enfermedades crónicas en el área de la dieta mediterránea con aceite de oliva, otras investigaciones también han descrito el poderoso efecto de la dieta sobre la salud.

La dieta mediterránea con aceite de oliva está vinculada con la reducción de riesgo de padecer:

- Enfermedades coronarias y la mortandad causada por las mismas.
- Apoplejías.
- Hipertensión.
- Colesterol alto.
- Demencia senil, incluida la enfermedad de Alzheimer.
- Muchos tipos de cáncer.
- La enfermedad de Parkinson.

- Enfermedades renales.
- Desarrollo de diabetes tipo 2.
- Disfunción eréctil.
- Artritis.
- Osteoporosis.
- Asma.
- Depresión.
- Inflamación abdominal.
- Muerte prematura.

Envejecimiento y ADN

Recientemente, la dieta mediterránea ha sido objeto de titulares por su capacidad para «ralentizar el proceso de envejecimiento». Esto mostró un estudio dedicado a la investigación del ADN en células humanas... El centro de programación más importante de nuestros cuerpos.

Las secuencias de ADN que conforman nuestros cromosomas disponen de una especie de cápsula protectora llamada telómero. Estas cápsulas reducen su tamaño cada vez que la célula se divide, y pueden acortarse aún más debido a la inflamación y el estrés oxidativo. Se cree que los telómeros cortos son los causantes del envejecimiento, mientras que los largos están vinculados con la longevidad. Como resultado de una investigación a largo plazo llamada *Estudio de la salud de las enfermeras* [*Nurses Health Study*, NHS, en inglés], la cual siguió a más de cuatro mil mujeres, se descubrió que un mayor ajuste a la dieta mediterránea implicaba la presencia de telómeros más extensos. Por tanto, la dieta mediterránea parece proteger a nuestro ADN frente a algunos procesos de envejecimiento.

Una vida larga y saludable

Reducir el riesgo de enfermedad supone un incremento en la posibilidad de disfrutar de una vida más plena, saludable y longeva. Por supuesto, existen algunos factores, como nuestro genoma, que no pueden ser alterados. Sin embargo, es posible escoger un estilo de vida y modelo alimenticio placentero y también capaz de maximizar la posibilidad de permanecer en buena condición durante la senectud.

En una de las series de estudios realizados por los investigadores de la Universidad de Palermo, en Sicilia, los nonagenarios con buena salud mostraban ser los que con más probabilidad permanecieron leales a la tradicional dieta mediterránea.

Existen más pruebas que muestran efectos de la dieta mediterránea aún más poderosos, sobre todo cuando está integrada en todo un estilo de vida. Un estudio llevado a cabo en 2011 por la Universidad de Mastrique, en Holanda, y publicado en el *American Journal of Clinical Nutrition* indica que un arco de población compuesto por mujeres no fumadoras con peso saludable, que habían adoptado la dieta mediterránea junto con la práctica habitual de ejercicio físico, podría disfrutar de quince años más de vida solo integrando estas dos opciones. El equivalente estimado en hombres fue de ocho años.

Los investigadores dedicados a escrutar al subconjunto español del estudio EPIC llegaron incluso a cuantificar la reducción del riesgo de desarrollar una enfermedad coronaria, observando un catorce por ciento de riesgo menos por cada cucharada de aceite de oliva virgen extra consumida a diario. Este efecto suponía el doble que el observado cuando el aceite de oliva consumido no estaba catalogado como virgen extra. El incremento de protección debido al aumento de las cantidades de aceite de oliva virgen extra ha sido descrito en estudios dedicados, por lo general, a investigar el consumo de más de hasta tres cucharadas de aceite.

El declive de las funciones cognitivas, y la diagnosis final de una demencia senil, es uno de los mayores temores de la ancianidad. Sin embargo, el estudio Predimed (véase p. 14) descubrió que los sujetos sin problemas cognitivos, tras adoptar una dieta mediterránea suplementada con aceite de oliva virgen extra, mostraron semanalmente una mejora a lo largo del periodo de cuatro años que duró el estudio frente a quienes siguieron la habitual dieta baja en grasas.

Aunque puede que no invierta la situación, existen indicios de que el aceite de oliva virgen extra también pueda tener efectos beneficiosos en aquellos que ya sufren demencia senil. Hay una investigación muy prometedora, realizada con animales, en la que ratones genéticamente propensos fueron alimentados con oleuropeína, un antioxidante presente en el aceite de oliva virgen extra. Aunque es difícil extrapolar el resultado a los humanos, el grupo suplementado mostró muchas menos dificultades nerviosas y placas cerebrales de las habituales en los casos de demencia y, de este modo, pudieron ejecutar mucho mejor tareas sencillas destinadas a medir la memoria de la acción cognitiva.

Otro cambio en el cerebro observado en ancianos que sufren pérdida de memoria y capacidad cognitiva es el encogimiento o atrofia cerebral. Un estudio publicado en la revista *Neurology*, realizado en Manhattan, sobre un arco de población con una media de edad de ochenta años, mostró una relación entre un ajustado seguimiento de la dieta mediterránea y un mayor tamaño cerebral. Los titulares de la noticia indicaron que la dieta ralentizaba el proceso de envejecimiento ¡cinco años!

El factor bienestar

Se ha demostrado en muchas ocasiones, y en diferentes entornos, que lo que comemos puede ejercer un profundo efecto en cómo nos sentimos con nosotros mismos y con nuestras vidas. Por ejemplo el estudio SUN (Seguimiento de la Universidad de Navarra) se dedicó a investigar el efecto de la dieta mediterránea en un grupo de graduados españoles. Los participantes no solo informaron de una mejor salud física, sino también de una mejor vitalidad y bienestar emocional. La dieta mediterránea, con el consabido aceite de oliva, no solo puede prevenir enfermedades, sino también proporcionar una importante sensación de bienestar.

RESUMEN

1. Hoy en día, la expresión «dieta mediterránea» se refiere al tradicional estilo alimenticio de los países que rodean al mar Mediterráneo, donde el empleo del aceite de oliva es una parte fundamental de la dieta.
2. La dieta mediterránea es sinónimo de empleo habitual del aceite de oliva. La cantidad de aceite de oliva consumida por persona y día puede variar entre los treinta y los setenta mililitros.

3. La dieta mediterránea está compuesta principalmente por frutas, verduras, cereales no refinados, legumbres, frutos secos y semillas junto con algo de pescado, carne de ave de corral y productos lácteos derivados de cabras y ovejas de pastoreo. Hierbas y especias son empleadas para dar sabor.

4. La dieta contiene buenas proporciones de distintos tipos de grasa, con altos niveles de grasas monoinsaturadas y un ratio omega-6/omega-3 menor de cuatro a uno.

5. Numerosos estudios atestiguan los beneficios que este tipo de dieta tiene en la salud, reduciendo el riesgo de padecer muchas enfermedades crónicas en porcentajes bastante sustanciales.

6. Muchos de estos beneficios pueden deberse en gran medida al aceite de oliva contenido en la dieta. Es muy probable que buena parte de ellos se pierdan sin la ingesta diaria de aceite de oliva.

7. Es imposible pensar en la dieta mediterránea sin la única y poderosa inclusión del aceite de oliva. Estamos comenzando a comprender la importante contribución a la salud realizada por el aceite de oliva, tanto por sí mismo como por la dieta en su conjunto.

6. EL ACEITE DE OLIVA FRENTE A OTROS ACEITES Y GRASAS. ¡NO HAY COMPARACIÓN!

Hasta mediado el siglo XX, existían muy pocos aceites vegetales aparte del aceite de oliva. En Occidente, la elección se reducía al aceite de oliva, la mantequilla o cualquier otra grasa de origen animal, y esta elección dependía en gran medida de la zona. En las regiones mediterráneas, donde prosperan los olivos, el aceite de oliva dominaba. En las regiones septentrionales se empleaban casi siempre grasas de origen animal, y estas preferencias fueron exportadas al Nuevo Mundo y más allá.

Durante la segunda mitad del s. XX, la preocupación por los posibles efectos nocivos de la ingesta de grasas animales hizo que se diesen nuevos consejos y la gente comenzase a reemplazar la mantequilla por grasas poliinsaturadas. Esto tuvo como resultado la manufactura de una amplia variedad de aceites vegetales.

El aceite de oliva aún es la fuente de grasa dominante en la región mediterránea pero, incluso allí, mucha gente ha dejado la dieta tradicional por una que incluye los nuevos aceites vegetales procesados a partir de otras fuentes además de la aceituna. La obesidad está incrementando en esa región. En Grecia es donde más rápido se ha agravado el problema de la ganancia de peso.

La grasa de los aceites vegetales

En origen, los aceites vegetales recibieron este nombre para distinguirlos de las sólidas grasas de origen animal. En realidad, estos aceites proceden de semillas, frutos secos y frutas y contienen proporciones variables de grasas saturadas, poliinsaturadas y monoinsaturadas. La cantidad total de ciertos ácidos grasos y sus combinaciones afectarán a nuestra salud.

TIPOS DE ÁCIDOS GRASOS
PREDOMINANTES EN ACEITES Y GRASAS

Las grasas poliinsaturadas se encuentran en:

Aceite de semillas de girasol
Aceite de cártamo
Aceite de soja
Aceite de maíz
Aceite de semillas de algodón

Las grasas monoinsaturadas se encuentran en:

Aceite de oliva
Aceite de colza
Aceite de cacahuete

Las grasas saturadas se encuentran en:

Aceite de coco
Aceite de palma
Mantequilla
Sebo

La mayoría de los aceites vegetales, incluyendo el aceite de orujo de oliva, son extraídos en procesos ejecutados a altas temperaturas y empleando disolventes como el hexano. Este proceso da como resultado unos aceites relativamente baratos que no son particularmente beneficiosos. Los elementos saludables que los vegetales aportan de modo natural, incluidas sus pequeñas cantidades de polifenoles, se pierden por completo. El proceso de refinado del aceite de oliva común no conlleva el empleo de elementos químicos; aunque su ejecución sí elimina parte de los componentes beneficiosos, en modo alguno los elimina por completo.

Los aceites de oliva virgen extra, por otro lado, se extraen sin calor y sin el empleo de ninguna clase de disolventes químicos, y por eso las elevadas cantidades de polifenoles y antioxidantes presentes de forma natural no se ven afectadas. También existe una pequeña variedad de aceites vegetales que son extraídos a temperaturas relativamente bajas (entre cuarenta y sesenta grados en comparación a los veintisiete empleados en el prensado frío y la extracción del aceite de oliva) sin el empleo de compuestos químicos. Dos de estas variedades, el de aguacate y el de colza, poseen altos niveles de grasas monoinsaturadas. Estos aceites, como el aceite de oliva virgen extra, tienen una larga vida. Y también son resistentes al calor durante el cocinado (véase p. 112).

Los aceites prensados en frío obtenidos de semillas con altos niveles de ácidos grasos poliinsaturados, como el aceite de cáñamo, son menos estables frente al calor y se descompondrán más rápido que los ricos en ácidos grasos monoinsaturados y saturados. No son adecuados para el cocinado y tienen una vida mucho menor.

Abundan los argumentos a favor de los beneficios que aportan a nuestra salud los diferentes aceites vegetales, con sus fabricantes realizando miríadas de aseveraciones e impugnaciones acerca de las virtudes de sus aceites en comparación con las de otros. Las características químicas que respaldan esas tesis pueden llegar a ser bastante complejas.

El nivel de absorción de diferentes ácidos grasos varía según la composición concreta de los triglicéridos en que se transportan. Los ácidos grasos pueden ser transportados en la primera, segunda o tercera posición del triglicérido (véase p. 21). Los situados en la segunda posición parecer absorberse bien, mientras que los situados en las otras posiciones se metabolizan en menor cantidad.

En algunos países, el aceite de colza se ha comercializado bajo la premisa de contener la mitad de grasa saturada presente en el aceite de oliva. De hecho, la diferencia es relativamente pequeña. El aceite de oliva contiene aproximadamente un doce por ciento de grasa saturada pero no es muy bien absorbida, pues solo una nimia cantidad es transportada en la segunda posición de la molécula de triglicérido. Por otro lado, el cincuenta por ciento del beneficioso ácido oleico del aceite de oliva está situado en esa segunda posición y se metaboliza con mucha facilidad.

Un análisis realizado por el doctor Richard Hoffman, publicado en el *British Journal of Nutrition*, 2014, resolvió que el aceite de oliva virgen extra es más saludable que el de colza, al proporcionar una mayor protección frente a enfermedades, y señala que existen muy pocas prueba de que a pesar de la abundancia de grasas saludables en el aceite de colza, esto se traduzca en una verdadera reducción del riesgo de contraer enfermedades. En contraste, las pruebas de los beneficios que el aceite de oliva virgen extra aporta a la salud son muy sólidas y pueden estar vinculadas a los altos niveles de antioxidantes contenidos en este producto y ausentes en el aceite de colza.

El aceite de palma es uno de los pocos aceites vegetales altos en grasas saturadas y se presenta en estado semisólido a temperatura ambiente. El ácido graso saturado principal es el ácido palmítico. La industria de comida procesada emplea de modo habitual el aceite de palma, y ahora se emplea en un nuevo proceso de «esterificación» que está sustituyendo al de hidrogenación para conseguir grasas más sólidas. Este proceso químico desemboca en el reordenamiento de los ácidos grasos de su posición original en el triglicérido por una proporción más elevada de grasas saturadas situadas en la segunda posición. Existe cierta preocupación porque estas nuevas grasas procesadas posean cierto potencial para causar daño, como las grasas transformadas durante el proceso de hidrogenación.

El aceite de coco también es rico en grasas saturadas, conteniendo incluso más que la mantequilla. La grasa saturada del aceite de coco sin refinar es una grasa saturada de cadena media que algunos consideran menos capaz de elevar el nivel del potencialmente peligroso colesterol LDL. De todos modos, al refinar el aceite de coco, el empleo de altas temperaturas y disolventes implica la pérdida de algunos de sus nutrientes e incluso puede ser en parte hidrogenado.

El aceite de semillas de algodón es muy empelado en Estado Unidos, donde es el aceite de cocina habitual. Está compuesto sobre todo por ácidos grasos poliinsaturados, de los cuales el ácido linoleico omega-3 supone un dieciocho por ciento. Esto puede ser un problema, pues el ácido linoleico es particularmente inestable. También presenta índices relativamente altos de grasa saturada, aunque esta se presenta como ácido láurico, que es un ácido graso de cadena media y no está considerado tan nocivo como los ácidos grasos de cadena larga.

La grasa saturada a debate

Hasta hace muy poco tiempo, la grasa saturada era vista como el villano de la tragedia, pero se han producido importantes cambios en la comprensión del efecto de las grasas saturadas. Es cierta la existencia de un vínculo entre el consumo elevado de grasas saturadas y un aumento en los niveles de LDL, o colesterol «malo». Esto es correcto sobre todo en las grasas saturadas presentes en algunos productos lácteos y cárnicos. También existe una relación entre altos niveles de LDL y enfermedades coronarias.

No obstante, se está llevando a cabo un animado debate acerca de cómo funcionan exactamente estos vínculos. Parecen existir pruebas contradictorias acerca de si en realidad existe un incremento del riesgo de muerte debido a niveles elevados de grasas saturadas en la dieta. El aumento de mortalidad predicho no parece demostrado más allá de toda duda. Algunos académicos cuestionan la validez de extraer conclusiones del análisis combinado de una gran cantidad de estudios distintos. Creen que las diferencias en los detalles de muchos estudios pueden hacer imposible extrapolar ese tipo de conclusiones.

Otros argumentan que la razón por la cual no se ha observado alteración alguna se debe a la sustitución de las grasas saturadas en nuestra dieta por otras sustancias potencialmente dañinas, como una gran cantidad de grasas poliinsaturadas omega-6 y azúcares.

Como norma general, los estudios también fracasan a la hora de tener en cuenta los diferentes tipos de grasa saturada, pues unos son más propensos a elevar los niveles de colesterol que otros. Tampoco incluyen el hecho de que, según su estructura y ubicación en la molécula del triglicérido, algunas grasas saturadas son absorbidas con más facilidad que otras.

Los constituyentes menores de los aceites no son tan menores

Las grasas suponen entre un noventa y siete y un noventa y nueve por ciento del aceite de oliva virgen extra, sin embargo, es ese uno o dos por ciento de los llamados «componentes menores» los que quizá ejerzan los mayores efectos sobre la salud. Entre ellos se incluyen hidrocarburos, tocoferoles, fenoles, esteroles, clorofila, carotenoides, terpenos y otros compuestos volátiles que realizan una especial contribución al aroma y sabor del aceite de oliva.

Muchos de estos compuestos poseen efectos antioxidantes, protegiendo al aceite del deterioro, pero, sobre todo, también son los factores más importantes en los beneficios que el aceite de oliva aporta a la salud, y quizá de los beneficios de la dieta mediterránea en su conjunto.

Hay una gran diferencia entre el aceite extraído de una fruta al obtenido a partir de una semilla. La fruta está expuesta durante su lento proceso de maduración al efecto potencialmente peligroso del calor, la luz y la atmósfera. Los frutales han evolucionado para producir una compleja selección de componentes, incluidos los antioxidantes, que son los protectores del desarrollo de las semillas durante el proceso de maduración hasta que la fruta está preparada para la dispersión. Los aceites obtenidos a partir de frutas como aceitunas y aguacates tienden a ser más ricos en estos complejos componentes que los derivados de semillas.

RESUMEN

1. En la actualidad existe una amplia oferta de aceites vegetales. Algunos son ricos en ácidos grasos poliinsaturados, otros lo son en ácidos grasos monoinsaturados y en otros predominan los saturados.
2. Los aceites con altos niveles de ácidos grasos poliinsaturados no son tan estables como los ricos en ácidos grasos monoinsaturados (el aceite de oliva).
3. Los aceites de palma y semillas de algodón presentan unos niveles bastante elevados de ácidos grasos saturados en su composición, y no son tan saludables. El aceite de coco también es rico en grasas saturadas pero, en este caso, esas grasas son de cadena media y no ácidos grasos de cadena larga.
4. El nivel de absorción de ácidos grasos depende de la posición exacta que ocupan en el triglicérido donde son transportados. En el aceite de oliva, la mitad del ácido oleico es transportado en la mejor ubicación, mientras solo un diez por ciento de la grasa saturada está situada en esa posición.

5. La proporción entre omega-3 y omega-6 en la dieta moderna occidental es muy alta, y el incremento en el consumo de aceite de oliva ayuda a disminuirla. No se debe a que el aceite de oliva contenga mucho omega-3, sino porque al sustituir el omega-6 por el omega-9 se reduce la proporción omega-6/omega-3 en el conjunto de la dieta.

6. Los componentes del aceite de oliva que no son ácidos grasos son los que más contribuyen a nuestra salud, y estos no están presentes en casi ningún otro tipo de aceite.

SEGUNDA PARTE

Elección y empleo del aceite de oliva

El aceite de oliva se produce en todos los países bañados por el Mediterráneo y, cada vez más, en lugares que gozan de un clima similar. Dentro de esas áreas principales hay distintas regiones productoras de aceite, cada una con sus variedades autóctonas de olivo, métodos de cultivo, elaboración y extracción. El resultado es una gran diversidad de aceites con diferentes sabores y diferentes efectos sobre la salud.

Esta potencialmente enorme posibilidad de elección aumentó su disponibilidad en el mundo cuando los países no productores importaron y, gradualmente, comenzaron a emplear más aceite de oliva. El aceite de oliva se encuentra a la venta en numerosos establecimientos de muchos países. Y a esto se añade el comercio en línea. Sin embargo, no todos los aceites son iguales y escoger la correcta variedad es importante.

1. ESTABLECIENDO CATEGORÍAS: NO TODOS LOS ACEITES DE OLIVA SON IGUALES

El aceite de oliva es el zumo recién prensado del fruto del olivo una vez extraída el agua. Según las regulaciones de cumplimiento obligatorio decretadas por el Consejo Oleícola Internacional (IOC, en inglés) y la Unión Europea, el aceite de oliva debe ser extraído del fruto fresco del olivo empleando medios mecánicos o físicos y bajo unas condiciones que no lleven a la degradación del producto. Todos los aceites de oliva proceden de un primer o único prensado. Tal ha sido el caso desde la introducción de la prensa hidráulica a finales del siglo XIX.

El aceite resultante debe satisfacer las condiciones requeridas para catalogarse como virgen o virgen extra si está destinado a embotellarse y comercializarse como tal. Si no cumple los requisitos necesarios se envía a una refinería donde se limpia, se le da sabor con una pequeña cantidad de aceite de oliva virgen o virgen extra y se vende con el etiquetado simple de aceite de oliva. Durante el proceso no deben emplearse disolventes químicos.

El residuo de la aceituna prensada resultante recibe el nombre de alperujo. Este todavía contiene una pequeña cantidad de aceite. Este aceite se extrae mediante el empleo de disolventes y después se refina, despojando al aceite de sus componentes no grasos durante el proceso. Como sucede con el aceite de oliva común, se mezcla con una pequeña cantidad de aceite virgen o virgen extra y se vende como aceite de orujo de oliva.

Fresco es mejor

El aceite de oliva es mejor cuando es fresco. El aceite contenido en la aceituna comienza, aunque muy lentamente, a deteriorarse apenas se ha recogido. Existen numerosos factores durante la cosecha y el procesado que pueden acelerar este deterioro hasta el punto de convertir al aceite en no apto para el consumo humano. El transporte y las condiciones de almacenamiento también influyen en la calidad del producto. Además, existe la posibilidad de adulteración con otros aceites menos valiosos. Todos estos aspectos implican que, aproximadamente, solo la mitad del aceite producido en el mundo no necesite más procesamiento.

Al principio, el único modo de juzgar un aceite era probándolo. A menudo esto lo realizaba una sola persona y el veredicto era muy subjetivo. Hoy se han desarrollado pruebas químicas para concretar los requisitos necesarios para etiquetar el producto como aceite de oliva virgen extra. Estas pruebas se llevan a cabo en laboratorios acreditados por el COI [Consejo Oleícola Internacional].

No obstante, el sabor aún desempeña una función muy importante para catalogar un aceite de oliva virgen extra. Se ha demostrado que la nariz humana puede detectar defectos de rancidez en una disolución de uno entre diez mil. Este es un nivel en el que una prueba química normal no puede mostrar una diferencia mensurable. Se han organizado tribunales de cata especialmente entrenados para reconocer defectos como la rancidez y otros. Se han decretado rígidas guías para la metodología y el procedimiento de los citados tribunales, y los propios tribunales se ponen a prueba con regularidad. El resultado es que la subjetividad en el veredicto ha sido eliminada casi por completo. Por ejemplo, los resultados obtenidos ante un tribunal español diferirán en un ínfimo porcentaje de puntos frente al obtenido ante un tribunal californiano o italiano.

CLASIFICACIONES DEL ACEITE DE OLIVA

A continuación expondremos las principales clasificaciones que con más probabilidad usted pueda encontrar en tiendas según un orden de calidad descendente.

Cada clasificación posee una descripción oficial que debe aparecer en la etiqueta de la botella; esta descripción irá impresa en cursiva.

Aceite de oliva virgen extra

«Aceite de oliva de categoría superior obtenido directamente de aceitunas y solo mediante procedimientos mecánicos».

Esta es la calidad máxima del aceite de oliva. Es el zumo natural de la aceituna sin el agua. No deberá exceder de los 0'8° de acidez. También debe de carecer de defectos en su aroma y sabor.

Aceite de oliva virgen

«Aceite de oliva obtenido directamente de aceitunas y sólo mediante procedimientos mecánicos».

Esta es la siguiente categoría en la escala del aceite de oliva. También se trata del zumo de la aceituna sin el agua. No deberá exceder de los 2° de acidez. También debe de carecer de faltas en su sabor y aroma. Muy poca cantidad de esta categoría se comercializa en tiendas; su principal empleo tiene lugar en la producción alimenticia.

Aceite de oliva

«Aceite que contiene exclusivamente aceites de oliva que se hayan sometido a un tratamiento de refinado y de aceites obtenidos directamente de aceitunas».

Este es el aceite obtenido con la mezcla de aceite de oliva refinado y aceite de oliva virgen o virgen extra. No deberá exceder de 1° de acidez. En algunos países se conoce como aceite «puro» de oliva. No existe una normativa respecto al porcentaje de aceite virgen que pueda ser añadido, y esta cantidad puede variar entre muy poco y la mitad.

Aceite de orujo de oliva

«Aceite que contiene exclusivamente aceites procedentes del tratamiento del producto obtenido tras la extracción del aceite de oliva y de aceites obtenidos directamente de aceitunas» o «aceite que contiene exclusivamente aceites procedentes del tratamiento del orujo de oliva y de aceites obtenidos directamente de aceitunas».

Este producto se obtiene mediante la extracción y el refinamiento del aceite a partir del residuo del alperujo resultante de la elaboración del aceite de oliva y está mezclado con aceite de oliva virgen o virgen extra. No deberá exceder de 1º de acidez

Los grados de acidez en el aceite de oliva

El grado de acidez se especifica en cada categoría de aceite de oliva, siendo 0'8º el máximo para el aceite de oliva virgen extra. No obstante, aceites de oliva virgen de buena calidad a menudo presentarán grados de acidez de 0'4º e incluso menos.

Las pruebas de acidez miden el porcentaje de ácido oleico libre contenido en el aceite. Existe ciertos tipos de grasa en el aceite de oliva que suelen unirse en grupos de tres. Los llamados ácidos oleicos libres son los liberados cuando estos grupos comienzan a descomponerse. Esto puede ser consecuencia de fruta en mal estado, retrasos entre la cosecha y la extracción del aceite, descuidos durante el proceso de extracción que dan lugar a frutas dañadas o rotas, temperatura excesiva durante el prensado y un mal almacenamiento del aceite.

Los ácidos oleicos libres, o el grado de acidez, no solo proporcionan una indicación de cómo se ha tratado a las olivas o al aceite durante la cosecha y su procesamiento, sino también del posible beneficio que ese aceite pueda tener sobre nuestra salud. Las condiciones que llevan a un grado de acidez alto también reducen los niveles de los benéficos fenoles, antioxidantes y vitaminas.

Prueba de peróxidos

El oxígeno es un elemento muy reactivo y puede provocar cambios en la composición química de nuestros alimentos al dejarlos expuestos al aire. Estos, a su vez, pueden provocar alteraciones en nuestros cuerpos al dañar las delicadas estructuras celulares y perturbar los sutiles procesos desarrollados en el interior de las mismas.

La oxidación del aceite de oliva sucede cuando el oxígeno ambiental reacciona con las grasas, causando así la descomposición de su estructura química y la generación de unas moléculas llamadas peróxidos. La prueba de peróxidos mide los niveles de los mismos en el aceite. Si están presentes en cantidades importantes pueden ser detectados en la cata, al degradarse el producto y ponerse rancio. Los niveles de peróxidos son una señal del estado de oxidación del aceite de oliva. El índice de peróxidos de un aceite de oliva virgen extra debería de ser menor a veinte.

Los antioxidantes presentes de modo natural en el aceite de oliva de buena calidad protegen, hasta cierto punto, contra los efectos de una excesiva exposición al oxígeno. Pero si los antioxidantes del aceite de oliva también han disminuido durante el proceso de oxidación, ya no podrán proporcionarle a nuestra salud los beneficios tan ampliamente reconocidos.

Otras pruebas de laboratorio

Otras pruebas, como la medida de absorción de rayos UVA bajo una longitud de onda concreta empleando un aparato llamado espectrofotómetro, pueden ser incluso más precisas al detectar niveles de oxidación. También se puede emplear el espectrofotómetro para detectar aceites que se han clasificado incorrecta o fraudulentamente como productos de calidad superior, como si fuese virgen extra sin serlo, por ejemplo.

Otra prueba para verificar la autenticidad de la categoría del aceite es la prueba PPP. Esta mide el nivel de pirofeofitina en un aceite. Esta sustancia es el producto natural de la corrupción del pigmento verde presente en la clorofila de las aceitunas y está presente en cantidades importantes cuando esta se descompone, tras un almacenamiento prolongado o un calor excesivo durante el refinado.

CALIDAD VIRGEN EXTRA Y ACEITE DE COLZA

Algunos aceites de colza sin refinar llevan la etiqueta de «prensado en frío» o incluso «virgen extra». En el caso del aceite de oliva, existen unas definiciones muy precisas de qué significan estas aseveraciones. Sin embargo, no disponemos de una definición clara de qué significan en el aceite de colza. Las etiquetas de muchos productores indican que los aceites se han prensado a «temperaturas inferiores a 40°», la cual es bastante más elevada que los 27° requeridos al aceite de oliva para ser etiquetado como prensado en frío o extraído en frío, y carecen de pruebas de acidez u oxidación.

La importancia de la clasificación

La clasificación de un aceite de oliva es importante porque nos proporciona una indicación acerca de su calidad y de qué ha pasado durante la extracción. Las amplias categorías empleadas para describir un tipo de aceite de oliva concreto no señalan las cualidades nutritivas del mismo, como fenoles o vitaminas, pero sí muestran las características clave que ayudan a predecir cuáles serán los aceites más saludables.

El aceite catalogado simplemente como «aceite de oliva» ha sido refinado para limpiarlo de impurezas. Este proceso también lo limpia de casi todos los componentes que no sean ácidos grasos, los cuales son la fuente de muchas de las propiedades benéficas del aceite de oliva. No obstante, el refinado no altera el perfil de ácidos grasos monoinsaturados del aceite, entre el treinta y cinco y el cuarenta por ciento, y la vitamina E también se mantiene. Por tanto, estos aceites aún proporcionan más beneficios para nuestra salud que otros aceites vegetales (véase p. 66).

El aceite de oliva refinado se mezcla con aceite de oliva virgen para conferirle algo de sabor. Según la cantidad añadida, también proporcionará unos beneficios a la salud ligeramente superiores. La cantidad de aceite de oliva virgen varía de una región a otra, según las preferencias percibidas en el mercado. En Grecia, por ejemplo, donde el aceite de oliva se aprecia de verdad, la cantidad agregada de aceite virgen puede llegar al cuarenta o cincuenta por ciento. Compárese esa cantidad con el once o doce por ciento de Europa occidental o el cuatro o cinco por ciento de los llamados aceites de oliva *light*. Esta última descripción a menudo se interpreta de modo erróneo como «bajo en calorías» cuando, en realidad, estos aceites solo son bajos en aceite virgen y sabor.

Los aceites virgen y virgen extra mantienen todos sus componentes naturales. No obstante, varían en su acidez e índice de peróxidos. Por supuesto, existen otros factores que contribuyen a la calidad de los beneficios nutritivos del aceite de oliva, pero hay una notable coincidencia entre las condiciones que causan el incremento de los ácidos oleicos libres y las que reducen la presencia de antioxidantes. Es decir, bajos grados de acidez y bajos índices de peróxidos en los aceites denotan bajas cantidades de ácidos oleicos libres y poca oxidación lo cual, a su vez, son indicadores de una alta calidad en las técnicas de producción. Además, un aceite de oliva virgen extra con bajo grado de acidez y, generalmente, altos niveles de fenoles será más resistente a la degradación y la oxidación durante el cocinado.

Más sistemas clasificatorios

Existen algunos sistemas de certificación más modernos que van mucho más allá del baremo habitual de las pruebas del COI y la UE para la clasificación del aceite de oliva virgen extra. Estos sistemas, obligatorios u optativos, son los empleados por varias instituciones en las regiones productoras implicadas.

— **Clasificación californiana**: El sello de aprobación por parte del Consejo Oleícola de California (COOC, por sus siglas en inglés), que era voluntario y podían solicitar los productores, se ha hecho obligatorio en este Estado. El reglamento es más estricto que el europeo y su objetivo es que el aceite importado por Estados Unidos llegue a estar sujeto a los mismos requisitos. En grado de acidez se ha establecido en 0'5 en vez de 0'8 y el límite de peróxidos es de quince y no de veinte. Sin embargo, no hay indicios de que se incluyan medidas nutricionales en estas disposiciones.

— **Clasificación australiana**: El nuevo reglamento aplicado al aceite de oliva producido es el mismo que el europeo.

— **Alta calidad o acreditación HS**: La clasificación HS es uno de los sistemas de certificación verdaderamente independientes. Está organizado y dirigido por los Mastri Oleari, o la Asociación de Maestros Aceiteros de Italia, pero las pruebas las lleva a cabo otra organización independiente y se pueden presentar aceites de cualquier procedencia. El nivel requerido para una certificación HS es más elevado que el exigido para el aceite virgen extra, que debe presentar un nivel mínimo de ácido oleico del cincuenta y cinco por ciento y un grado de acidez de 0'8. Para la certificación HS estos niveles son del setenta por ciento y 0'5º respectivamente. La certificación HS también requiere la medida del contenido de vitamina E. Los aceites candidatos a la certificación HS son analizados y seguidos en cada estadio de la producción.

Categorías geográficas del aceite de oliva

Los aceites de oliva de un área específica pueden acogerse a la Denominación de Origen Protegida (DOP) o a la Indicación Geográfica Protegida (IGP). Según el idioma del país, las siglas pueden variar y el producto ser etiquetado como AOP, DOP o DO.

Los aceites con una etiqueta DOP garantizan proceder de una región concreta y haber sido elaborados con aceitunas recogidas y prensadas en esa región y bajo las importantes normas del consejo regulador. No obstante, la DOP no garantiza calidad. En algunas zonas, los umbrales del análisis químico son los mismos que los empleados para el aceite virgen extra y en otras son más estrictos. Sin embargo, obtener todas las características de una región concreta no es tarea fácil.

Los aceites etiquetados con la más modesta IGP [Indicación Geográfica Protegid] solo deben ser elaborados en la región geográfica especificada y tener una reputación acorde con la zona.

Aceites biológicos

La certificación de un producto como biológico garantiza un bajo nivel de residuos químicos, pero no necesariamente garantiza calidad. Los mismos factores que afectan al contenido de antioxidantes y fitoquímicos en los aceites no biológicos también actúan en los aceites biológicos. Los mejores aceites son elaborados por personas dedicadas a obtener un producto excelente. Estas personas toman sus decisiones según la calidad final, no la cantidad. No toman atajos ni engañan. Pueden estar interesados o no en sistemas de producción biológicos, pero sí se preocupan por la tierra y sus tradiciones y mantienen la interferencia química al mínimo.

Hasta hace muy poco tiempo no disponíamos de muchas pruebas que indicasen la existencia de diferencias palpables en los beneficios que los aceites biológicos pudiesen aportar a nuestra salud. Sin embargo, en 2014, un equipo de investigadores pertenecientes a la universidad de Newcastle, en Reino Unido, contrastó las pruebas de trescientos cuarenta estudios y descubrió que la concentración de antioxidantes, como los polifenoles, variaba entre un dieciocho y un sesenta y nueve por ciento más en los productos de cultivo biológico que en los convencionales.

Fraudes en el aceite de oliva

Como producto básico y valioso desde la Antigüedad, los casos de fraude en el aceite de oliva se remontan a miles de años. Los romanos conocían de sobra esta posibilidad y crearon un sistema mediante el cual el aceite de oliva pudiese ser rastreado hasta el distribuidor y el productor.

Hoy existen muchas maneras de que productores o comerciantes sin escrúpulos puedan incrementar sus beneficios mediante la alteración del aceite de oliva. Las autoridades de los países exportadores, y también de los importadores, tienen la responsabilidad de controlar, inspeccionar y hacer cumplir las medidas diseñadas para garantizar la calidad constante en el aceite de oliva. En el Reino Unido se han adoptado nuevos sistemas para comprobar el estado del aceite de oliva embotellado en el país y no el origen.

El aceite de oliva virgen extra puede ser adulterado de varias maneras. Simplemente, el producto puede que no sea en absoluto aceite de oliva. Puede que se haya etiquetado como virgen extra y se haya añadido aceite refinado, un producto más barato, o que se haya adulterado con otros aceites refinados, como el de avellanas, que posee un perfil graso similar al del aceite de oliva. Lo cierto es que las consecuencias para la salud pueden ser muy serias si los aceites están contaminados o mezclados con, por ejemplo, aceites extraídos de frutos secos.

Aunque el aceite fraudulento no sea nocivo, el consumidor está adquiriendo un producto de calidad inferior que no aporta a su salud los beneficios asociados al aceite de oliva virgen extra que espera obtener. Es difícil de estimar el alcance de este fraude. En parte se debe a que no siempre es sencillo detectar el engaño, y algunos aceites alterados presentan un paladar perfecto durante sus primeros meses de vida.

El problema lo agrava el hecho de que no todos los aceites defectuosos encontrados en las estanterías son un fraude. El aceite de oliva sufre un deterioro natural con el paso del tiempo, y este proceso puede acelerarse con la exposición al calor y la luz. Los aceites que cumplen las normas estipuladas al ser probados tras la extracción pueden deteriorarse más rápido de lo normal debido a factores tales como deficiencias en el almacenamiento y transporte. Por ejemplo, las botellas se exhiben a menudo en escaparates expuestos a la luz solar o bajo una fuerte iluminación, la cual somete al producto al efecto del calor y de la luz.

Además, existe una gran presión en el comercio minorista para mantener los precios bajos y el aceite de oliva virgen extra producido en grandes cantidades puede encontrarse al borde de los requisitos al ser probado, presentando un grado de acidez y unos niveles de peróxidos cercanos al máximo. Estos aceites no tendrán en el estante una vida tan longeva como aquellos con niveles inferiores, sencillamente, y pueden deteriorarse antes de ser vendidos.

Cualquiera de estos factores puede contribuir al hecho de que pruebas aleatorias realizadas en los aceites a la venta a menudo revelen cierta cantidad de aceite de oliva que no cumple las condiciones requeridas para ser etiquetado como aceite de oliva virgen extra. Pero hay que señalar que no todas estas prueban tienen una base científica y, por tanto, puede que no reflejen la situación general de muchos aceites expuestos en los comercios. A pesar de todos estos problemas, las condiciones impuestas por el COI y la UE, que se han reforzado, garantizan que la mayoría de los aceites a la venta sean lo que dicen ser.

RESUMEN

1. El aceite de oliva es el zumo fresco de la aceituna una vez extraída el agua.

2. Existen distintas categorías de aceite de oliva. Todos se obtienen a partir de una primera y única prensa de la aceituna.

3. Para que sea etiquetado como «virgen extra», el aceite de oliva debe superar una serie de análisis químicos y ser aprobado por un tribunal de cata.

4. Las clasificaciones son importantes, pues no solo indican la calidad del aceite, sino también ilustran las características claves que comienzan a predecir los aceites saludables.

5. Además de los baremos del COI y la UE, existen diversos sellos y certificaciones para identificar aceites de calidad especialmente elevada.

6. Las categorías geográficas de los aceites de oliva, como la DOP o la IGP, solo garantizan el origen del aceite; no garantizan calidad.

7. En la actualidad no existe ninguna investigación que nos indique cómo los aceites sin filtrar son mejores que los filtrados. Es probable, no obstante, que los aceites de oliva virgen extra biológicos contengan más polifenoles que los elaborados según el procedimiento convencional.

8. De vez en cuando aparecen en el mercado aceites fraudulentos o defectuosos. Los aceites que de verdad superan las pruebas para ser catalogados como virgen extra pueden deteriorarse más rápido de lo esperado debido a unas malas condiciones de almacenamiento y transporte. Algunos aceites de oliva virgen extra han sido adulterados con la adición de aceite de oliva refinado o aceites de frutos secos prensados en frío. De todos modos, la mayoría de los aceites expuestos en las estanterías son lo indicado en sus etiquetas.

2. DEL SOL Y EL SUELO AL ORO LÍQUIDO

Los olivos crecen en áreas de clima mediterráneo, con inviernos frescos y veranos secos y calurosos. Como resultado, la producción comercial del aceite de oliva se concentra en los países situados alrededor del mar Mediterráneo. Ahora también se plantan olivos en países de ambos hemisferios que gozan de una zona climática de tipo mediterráneo. Han llegado al mercado aceites de oliva procedentes de California, Argentina, Chile, Australia, Nueva Zelanda y Sudáfrica. Incluso están prosperando nuevas plantaciones con olivares experimentales en ciertas regiones de India, Nepal, Pakistán, Uzbekistán y China.

Sin embargo, debemos tener en cuenta muchos otros aspectos aparte de la condición climática general cuando buscamos los aceites de oliva virgen extra de mejor calidad. El cultivo y tratamiento de los árboles, la elección de la época de recolección y el modo en que se prensa, almacena y embotella el aceite tienen todos un efecto palpable no solo en la calidad y el paladar del aceite, sino también en las características que afectan a nuestra salud.

En el olivar

Todo lo que sucede en el olivar compone el escenario de crecimiento de árboles sanos y frutos de primera calidad, lo cual, por su parte, dará como resultado el mejor y más saludable aceite de oliva. Esto, por supuesto, incluye las condiciones atmosféricas, de modo que serán inevitables ciertas variaciones en la calidad general de un año a otro. No obstante, las decisiones tomadas por los agricultores aún ejercen un efecto importante en el producto final.

Plantación y cultivo

En los ancianos olivares que aún se conservan, los olivos crecieron libres y sin ninguna clase de organización, reuniendo en ellos una mezcla de las variedades de aceituna locales, pero hoy esos viejos olivares son escasos y distantes entre sí. En su lugar tenemos los cultivos extensivos propios del siglo XX, con sus olivos plantados en filas y a intervalos regulares. Los espacios entre los árboles y las filas varían según las teorías cuya práctica mejor resultado haya rendido a lo largo del tiempo.

En los lugares donde hay espacio suficiente y el terreno no es demasiado escarpado, se están adoptando sistemas de intensidad alta y súper alta con la intención de producir más aceitunas por hectárea. Los árboles están situados muy próximos y guiados con cables, un sistema similar al de las vides, mientras se deja mucho más espacio entre las filas con el fin de permitir el paso de las máquinas cosechadoras.

Los árboles son regados y fertilizados desde el principio y su desarrollo hasta alcanzar la madurez es mucho más rápido que los tradicionales cinco o diez años. Además, se emplean herbicidas para mantener el terreno limpio entre las filas y otros productos químicos para proteger a los árboles de enfermedades.

Existe cierta preocupación porque este tipo de cultivo pueda crear un bucle en espiral que afecte a la benéfica presencia de insectos y colonias de microbios del terreno, lo cual llevaría a la necesidad de emplear aún más productos químicos. Como aspecto positivo, cabe señalar el creciente conocimiento de la biodiversidad en los olivares y cómo el ecosistema existente afecta a la calidad del ambiente y, en última instancia, al aceite producido.

Estrés, regadío y fertilización

Un factor importante que afecta a los niveles de antioxidantes presentes en el aceite de oliva es el grado de estrés natural experimentado por los olivos. El estrés causado por elementos como un calor excesivo, la sequía, un suelo pobre, el índice de rayos UVA y las enfermedades ayudan a los árboles a producir más antioxidantes polifenólicos en la fruta.

Se ha llegado a decir incluso que a los olivos les gusta el estrés, y que por eso los olivares se encuentran a menudo en zonas elevadas, abruptas, de suelos pobres y agua escasa. De hecho, la razón por la que tradicionalmente se han plantado bajo tales condiciones es que, excepto ellos, nada más puede crecer allí. Si uno planta olivos en la zona baja de las laderas, o incluso en terreno llano, crecerán muy bien y producirán cosechas más abundantes. Sin embargo, es cierto que cuanto más alto se planten y más arduas sean las condiciones del terreno donde crezcan, más probable es que la fruta contenga niveles más elevados de protectores antioxidantes.

Se ha introducido el regadío artificial en muchas zonas para combatir las condiciones extremas del clima mediterráneo y aumentar las cosechas. Pero el exceso de riego actúa en detrimento de la calidad del aceite, tanto en su paladar como en la producción de polifenoles.

Por desgracia, también existe una fuerte tentación por incrementar aún más la cosecha mediante la llamada «inyección de fertilizantes». En este caso, el sistema de irrigación controlado por ordenadores lleva fertilizantes nitrogenados que alimentan a los árboles con regularidad. Pero esos fertilizantes nitrogenados tienden a reducir los niveles de polifenoles. Tales sistemas pueden ayudar a satisfacer la demanda, pero quizás a costa de la calidad y los beneficios que el aceite resultante pueda tener sobre la salud. Además, los árboles en los modernos olivares de cultivo superintensivo son todos relativamente jóvenes, y los niveles de polifenoles en la fruta son menores en los árboles jóvenes que en los viejos.

En los olivares mejor tratados, el riego es escaso. Un riego mínimo incrementa la respuesta de los olivos al estrés, y eso aumenta la concentración de los protectores polifenoles. La fertilización se mantiene al mínimo. Los árboles suelen variar en edad al reemplazar aquellos muy viejos o al extender el olivar con nuevas plantas. De este modo, la calidad se mantendrá alta y habrá suficiente cantidad de polifenoles.

Los métodos biológicos de producción

En los olivares más tradicionales se permite el crecimiento de cierta cantidad de vegetación entre los árboles. Esto puede controlarse arando el terreno de vez en cuando o permitiendo el pasto de ovejas u otros animales. El terreno se beneficia de la fertilización natural proporcionada por las plantas desraizadas o por los animales. Estos olivares, a menudo abundantes en pájaros e insectos, suponen un ecosistema único y diverso en el cual prosperan olivos sanos.

Los agricultores que siguen un sistema de cultivo biológico reconocen el valor del olivo como parte natural de un ecosistema cuyo buen funcionamiento es de sobra conocido. La mayoría de los olivares no necesitan fuertes aplicaciones de herbicidas o pesticidas, y estos agricultores solo emplean fertilizantes naturales o el alperujo, el residuo resultante tras el prensado de la aceituna. El control de enfermedades se lleva a cabo solo mediante sistemas biológicos certificados y los agricultores agradecen la presencia de pájaros e insectos; algunos pueden causar problemas, pero otros pueden ser beneficiosos.

Variedades

Existen cientos de variedades de aceituna y, al menos, treinta o cuarenta de ellas se cultivan a escala comercial. Algunas son más apropiadas para elaborar aceite de oliva y otras se cultivan, sobre todo, para consumirlas como aceitunas de mesa. Cada variedad tiene características específicas que contribuyen al aroma, al paladar del aceite y a los beneficios que ofrece a nuestra salud.

Algunas variedades de aceituna poseen de modo natural una alta concentración de fenoles y componentes aromáticos que confieren a los aceites elaborados con ellas no solo un sabor y carácter únicos, sino también mejores propiedades antioxidantes. Estos últimos contribuyen a nuestra salud y también a la longevidad de las características del aceite. Otras contienen menos fitoquímicos y, como resultado, los aceites elaborados con ellas tienden a envejecer más rápido. Algunas aceitunas producen aceites amargos o con sabor a pimienta, otras ofrecen una cualidad natural mucho más dulce (véase p. 98).

La mayoría de las regiones productoras poseen sus variedades típicas de aceituna, algunas de las cuales no prosperan fuera de la zona. Tradicionalmente, el aceite producido en un lugar era resultado de una mezcla aleatoria de estas variedades. Sin embargo, cada vez más regiones están sacando partido a las investigaciones para encontrar qué variedades, o clones de variedades, son más apropiadas para las condiciones del terreno y clima local y se están plantando extensos olivares con aceitunas que no son autóctonas de la zona. Los productores cosechan y procesan cada tipo por separado y mezclan los aceites resultantes para variar las especificaciones.

Al mismo tiempo, el empleo de variedades autóctonas está protegido por las regiones poseedoras de una etiqueta de DO. Las normas de cada comarca especifican la variedad de aceituna requerida para lucir la etiqueta. También hay entusiastas agricultores locales que están recuperando variedades sin valor comercial en el pasado.

Fuera de las regiones tradicionales de producción existen muy pocas trabas, si es que existe alguna. Los olivares de Australia, Sudáfrica o Nueva Zelanda, por ejemplo, pueden estar plantados con variedades griegas junto a italianas y españolas.

La cosecha

El aceite de oliva de más calidad, con las mejores cualidades para nuestra salud, se extrae a partir de una cosecha muy cuidadosa y un rápido y delicado transporte desde el árbol a la almazara. Si las aceitunas se manchan, dañan, almacenan de modo incorrecto o a una temperatura poco adecuada, o si existe algún retraso en el proceso, comenzará la dañina oxidación del producto. El resultado será un aceite de baja calidad, con un sabor pobre y bajos niveles de antioxidantes. Quizás incluso no alcance la calidad requerida para etiquetarse como aceite de oliva virgen extra.

La época de cosecha

La decisión de cómo y cuándo recoger la aceituna es una de las más importantes que debe tomar el agricultor. Influirá en el coste, la producción y también en la calidad del aceite. Muchas variedades de aceituna maduran en un periodo de cuatro a seis semanas durante el cual su color varía del verde claro al púrpura o negro. La piel es la primera parte de la fruta que cambia de color, después lo hace la carne.

El aceite contenido en la aceituna aumenta a medida que madura y pasa de un color verde a una tonalidad púrpura, pero los fenoles y las sustancias aromáticas que proporcionan al aceite gran parte de su calidad, sabor y cualidades benéficas alcanza su cénit cuando la aceituna aún conserva cierto tono verdoso y empieza a caer a medida que madura. Para obtener los mejores aceites, el momento óptimo de cosecha es ese; puede que la producción sea menor, pero la calidad será excelente.

Existe una diferencia obvia en la composición química de un aceite elaborado con aceitunas cosechadas en un margen de veinte días antes o después del momento óptimo señalado. Esta diferencia en su composición afecta al color, al sabor y a los niveles de antioxidantes del aceite. Los aceites extraídos de aceitunas con un elevado porcentaje de fruta verde entre ellas resultan más aromáticos y con niveles de polifenoles más altos. El aceite producido con fruta más madura tiende a ser menos amargo, no tan picante y con un nivel de polifenoles más bajo. Esto es un hecho general, tanto si la variedad produce de modo natural un aceite más delicado o más robusto.

En el pasado, los agricultores creían que cuanto más maduro estuviese el fruto, más aceite contendría, por eso dejaban las aceitunas en el árbol hasta que estas caían, dando como resultado un aceite muy malo. De hecho, el contenido de aceite en la fruta alcanza su cima no mucho después de que se detenga la producción de ácidos no grasos.

Técnicas de cosecha

La aceitunas se dañan con facilidad, por tanto, el modo en que son tratadas durante la cosecha encierra una gran importancia. Una vez dañadas, el aceite de su carne comienza a oxidarse o fermentar. La oxidación reduce los niveles de antioxidantes en el aceite y la calidad final del producto. Las aceitunas se recogen «a mano» con una especie de rastrillos, vareando el árbol o con vibradores eléctricos, que desprenden las aceitunas para que caigan en redes colocadas bajo el árbol. Solo un puñado de olivares es cosechado a mano, literalmente.

La recogida manual es un trabajo duro e intenso cuyo costo se está incrementando en todas partes. Además, la gente está cada vez menos dispuesta a realizar el trabajo agotador que supone la cosecha de los olivos. Como resultado, se han desarrollado diversas máquinas cosechadoras que reducen el número de personal requerido para la cosecha.

Existen vibradores de árboles que se acoplan al tronco y lo sacuden haciendo que caigan las aceitunas, y también un sistema de bastones para sacudir las ramas de los más grandes. La recogida de los olivares más densos está muy mecanizada, empleándose en ellos cosechadoras que van por encima del seto sacudiendo las ramas para arrojar las aceitunas en tolvas situadas en las propias máquinas.

Los métodos de cosecha mecánica ayudan a acelerar la recolección y permiten recoger una mayor cantidad de aceitunas en el momento óptimo. Cualquier daño causado a la fruta es compensado por la premura con que llega a la almazara. Además, esto es importante para conservar polifenoles y componentes aromáticos y mantener la calidad del aceite.

Con un tiempo cálido o tórrido, las aceitunas deben molerse tan pronto como sea posible una vez cosechadas o, de otro modo, se calentarán y comenzarán a fermentar. En la práctica, esto significa veinticuatro horas. En algunas haciendas, la almazara está muy próxima al olivar y las aceitunas pueden molerse cuatro horas después de recogidas.

En la almazara

Transportar las aceitunas a la almazara en buenas condiciones solo supone el primer estadio de la producción del aceite de oliva. Los numerosos factores presentes en el proceso de extracción pueden dar como resultado grandes diferencias en la composición del aceite y, por tanto, en su calidad, sabor y beneficios nutricionales.

Procesado

En la almazara, las aceitunas pueden ser molidas al estilo tradicional o mediante el empleo de piedras de granito y prensas hidráulicas, pero este sistema es cada vez más escaso. Es un método muy laborioso, lento, ejecutado al aire libre y difícil de realizar con limpieza. No obstante, cuando se lleva a cabo con cuidado, puede producir un aceite excelente, con buen sabor y elevados niveles de polifenoles.

El sistema más habitual procesa las aceitunas empleando alguna de las diferentes técnicas de centrifugación continua, prensas automáticas, una máquina de batido y uno o dos centrifugados para separar el aceite del agua y el material de desecho vegetal. Es un modo muy eficiente de procesar grandes cantidades de aceitunas en un espacio de tiempo relativamente corto.

Los equipamientos muy modernos permiten una gran flexibilidad y con ellos es posible variar la velocidad y la temperatura en todos los estadios del proceso. También ofrecen buenos resultados a pesar de que la fruta esté muy húmeda o demasiado seca. Requieren muy poca agua y el proceso puede trabajar con nitrógeno para minimizar la oxidación. Como resultado, se obtienen buenos aceites con un contenido de polifenoles realmente elevado.

También existen otros sistemas empleados en la extracción parcial de aceites de alta calidad, como el sistema Sinolea y el método Acapulco. En esencia, se trata de sistemas de extracción por goteo, donde la pasta resultante pasa por una prensa hidráulica o un sistema de centrifugado para extraer el resto del aceite. Uno de los métodos más modernos es el llamado sistema Denocciolato. En este, las aceitunas se introducen en una especie de picadora con rejillas para separar la carne del hueso, que a continuación se elimina. Una vez hecho esto, la carne pasa a través de una batidora y un decantado centrífugo muy parecido al sistema habitual de producción.

Hay diferentes opiniones sobre los beneficios de cada sistema, pero la verdad es que se necesitan más investigaciones en todas las áreas antes de que podamos pronunciarnos acerca de qué sistema es «el mejor».

No obstante, es cierto que cualquiera de estos métodos puede producir un aceite muy bueno… y también muy malo. Después de todo, es tan sencillo tomar algún atajo, no prestar la atención adecuada a las condiciones higiénicas o, simplemente, engañar en una almazara moderna como en una tradicional.

Almacenamiento

Una vez producido el aceite de oliva, suele almacenarse en grandes depósitos de acero inoxidable que pueden sellarse con una capa protectora de nitrógeno o argón, los cuales impiden al oxígeno entrar en contacto con el producto (el llamado sistema del gas inerte). En estos grandes lugares de almacenamiento, las variaciones de temperatura son escasas y el aceite se mantiene en buenas condiciones hasta que es embotellado y transportado a los establecimientos minoristas.

En el mercado

Con el aumento de la demanda mundial de aceite de oliva ha aumentado su producción, y en la actualidad se venden y compran aceites de oliva comunes y aceites de oliva virgen extra en todo el mundo. Esto implica que la producción industrial de aceites de marca y de las marcas blancas de los supermercados es, a menudo, resultado de una mezcla de aceites de oliva procedentes de distintos países. Hay grandes compañías mayoristas dedicadas a embotellarlos, que no producen el aceite y lo compran, sobre todo, según su precio. Dado que los aceites alcanzan los requisitos exigidos para cada categoría, estas compañías no suelen interesarse en el paladar o los beneficios que el producto tenga sobre la salud.

El aceite presente en el mercado internacional procede de importantes productores públicos o privados, o de grandes cooperativas. La elección efectuada por estas compañías determinará la calidad del aceite que se encuentre en la estantería de la tienda. La competencia es feroz en todos los niveles del mercado y existe una gran presión para mantener los precios bajos. Por tanto, no es extraño que la tentación por tomar algún atajo y emplear sistemas de producción más baratos sea muy poderosa. Por desgracia, el resultado de tales decisiones suele traducirse en aceites de calidad inferior. Un pequeño número de compañías han ido más allá, ofreciendo aceite de oliva refinado como si fuese aceite de oliva virgen y adulterando el aceite de oliva virgen extra con aceite de avellana sin refinar.

Por otro lado, algunos de los mayores productores y, sobretodo, algunas de las mayores cooperativas griegas y españolas han enseñado a sus miles de empleados a llevar las aceitunas a la almazara en el momento óptimo, justo antes de que maduren por completo. También son pioneros en instruir a los agricultores en los sistemas más adecuados para cultivar sus olivares. Como resultado, se ha producido un aumento general de la calidad, haciendo posible que grandes cooperativas produzcan algunos aceites premiados por ella. También se ha producido un incremento en la proporción mundial de aceite de oliva virgen extra frente al aceite de oliva común.

Una parte menor de la industria del aceite de oliva está compuesta por compañías de tamaño medio poseedoras de sus propias almazaras. Estas compañías se unen bajo una marca común u operan con sus propios sellos y pueden ser dueñas, o no, de los olivares proveedores de la aceituna. Acostumbran a mantener un contacto permanente con los agricultores que las abastecen de fruta, actuando de modo similar a los vinateros, vigilando los cultivos, procesando y señalando los requisitos que deben cumplirse para obtener aceites de oliva de la más alta calidad.

Por último, están los llamados aceites «de producción propia» procedentes de olivares cultivados por una familia. Esta idea suele traer la imagen de grandes haciendas, con mansiones, viñedos y olivares propiedad de familias aristocráticas como algunas oriundas de la zona centro de Italia y pequeñas áreas de España y Francia. En realidad, este tipo de aceite de altísima calidad procede de pequeños agricultores cuyos olivares se extienden alrededor del Mediterráneo y otras partes del mundo.

Los pequeños y medianos propietarios se encuentran en una buena posición para tomar decisiones acerca de los olivares y la almazara que llevará a la producción de aceites de oliva de alta calidad con un importante efecto benéfico para nuestra salud. Pero, al caer los precios de mercado, ellos también sufren una fuerte presión para lograr la máxima producción y eficiencia en detrimento de la calidad. La ética de los agricultores y su compromiso para obtener un producto óptimo es el factor decisivo en la producción de los mejores aceites de oliva virgen extra.

RESUMEN

1. Los olivos crecen en áreas de clima mediterráneo, y ahora se cultivan en muchas otras partes del mundo que disfrutan de un clima similar.
2. Todo lo que sucede en el olivar afecta a la salud de los árboles, la calidad de la fruta y el aceite resultante.
3. Los olivos necesitan sufrir cierto grado de estrés para producir un buen fruto y, por consiguiente, un buen aceite. El fuerte regadío y la abundante fertilización llevada a cabo en algunos olivares de cultivo intensivo resulta en aceites con menores niveles de polifenoles, comparados con los obtenidos mediante sistemas de cultivo más moderados.
4. Los olivares biológicos suelen producir aceites saludables y de alta calidad.

5. La variedad de la aceituna es un factor importante en los niveles de polifenoles hallados en los aceites obtenidos de ella.

6. El momento, los sistemas y la premura de la cosecha tienen un efecto importante en las cualidades saludables de un aceite.

7. Un proceso y un almacenamiento cuidadoso también contribuirán al mantenimiento de la calidad y los beneficios para la salud del aceite resultante.

8. La selección a la venta varía desde las mezclas de los grandes embotelladores que adquieren el producto en el mercado internacional, pasando por productores medianos que cultivan y embotellan sus aceites, hasta los pequeños agricultores y terratenientes que lo elaboran y etiquetan.

3. CÓMO COMPRAR EL ACEITE DE OLIVA MÁS SALUDABLE

Existe una maravillosa variedad de aceites de oliva disponible en supermercados, tiendas para gourmets y en línea pero ¿cómo puede encontrar aquél que más le guste y, al mismo tiempo, los que más efectos positivos tenga la salud? El primer paso, por supuesto, es comprar aceite de oliva virgen extra. La calidad de un aceite es importante. El aceite de oliva común puede proporcionarle los beneficios de sus ácidos grasos monoinsaturados, pero el proceso de refinado elimina todos los componentes ácidos no grasos, a excepción de una pequeña cantidad de vitamina E, y son esos los que más contribuyen a nuestra salud.

El vínculo entre el sabor y los componentes saludables

La primera característica que la mayoría de las personas valoran a lo hora de comprar un aceite es el paladar. ¿Se trata de un aceite robusto, con aromas picantes y cierto toque a pimienta, o es más suave, con un delicado sabor afrutado? ¿O acaso su gama se encuentra en algún punto intermedio? ¿Dominan tonos de sabores herbáceos o está repleto de frutas tropicales, tomates o frutos secos? Las preferencias personales varían y muestran que no existe una característica correcta o incorrecta en los aceites que alcanzan los requisitos necesarios para ser catalogados como virgen extra. Usted debería adquirir aquél que le guste y tienda a emplear más a menudo. Sin embargo, lo más probable es que un aceite amargo con sabor a pimienta tenga más polifenoles, u otros componentes beneficiosos, que otro más delicado.

El aroma y sabor de un aceite depende de cientos de componentes, muchos de los cuales actúan también como antioxidantes y antiinflamatorios. Por ejemplo, se ha demostrado que el grupo de polifenoles tirosol, que supone la mayor parte de polifenoles contenidos en los aceites de oliva, está vinculado con los sabores amargos o a pimienta de algunos aceites. El oleocantal contribuye a la sensación picante de un aceite. Los hexanales proporcionan a ciertos aceites sus tonos «verdosos» o «herbáceos». Otras sustancias químicas son responsables del aroma a frutos secos, tomates o manzanas de un aceite.

Sin embargo, si su preferencia se decanta hacia aceites menos picantes, sin duda sería mejor consumir generosas cantidades de lo que podría ser un producto bajo en antioxidantes que desanimarse y renunciar al consumo de aceite de oliva. Después de todo, el aceite de oliva es un alimento delicioso y no un medicamento que deba administrarse según las dosis recomendadas.

La lectura de las etiquetas

Tanto si se escoge el aceite de oliva virgen extra por su sabor como por su efecto saludable, existen ciertos rasgos que pueden apuntar hacia esos aceites que con más probabilidad presenten un sabor amargo o picante o ser especialmente saludables.

Detalles del embotellado y los países de origen

Existe una creciente aceptación de la importancia de la procedencia y el rastreo hasta su origen del aceite de oliva y otros alimentos. Los escándalos en los productos alimenticios han mostrado al público las ventajas de poseer un mayor conocimiento del origen de nuestra comida. Que usted conozca de dónde procede en realidad cierto aceite ayudará, sin duda, a decidir cuáles son sus bondades en términos de calidad, aroma y sabor, así como para la salud.

Sin embargo, averiguar cuál es el país de origen no siempre resulta tan sencillo como pudiese parecer. Muchas marcas comerciales de aceite de oliva virgen extra, y también las marcas blancas de los supermercados, contienen mezclas de aceites procedentes de distintos países. Estos aceites pueden ser etiquetados como «producto de la UE». También puede ser que en la etiqueta estén alistados los países de origen de los aceites que componen la mezcla. A menudo, son descritos como aceites de sabor medio y las investigaciones indican que muchos poseen niveles relativamente bajos de antioxidantes polifenólicos.

VARIEDADES DE ACEITUNA

La variedad de la aceituna empleada para elaborar el aceite supone un factor muy importante, sobre todo en su sabor y la presencia, o escasez, de polifenoles saludables.

A continuación, mostramos un cuadro de las variedades de aceituna más empleadas en los aceites prensados.

Variedad	Intensidad de sabor	Acrimonia	Niveles de polife- noles	Región
Coratina	Herbáceo	Fuerte	Alto	Italia meridional
Moraiolo	Herbáceo	Fuerte	Alto	Italia central
Picual	Afrutado	Fuerte	Alto	España meridional
Cornicabra	Herbáceo Afrutado	Medio	Alto	España central
Koroneiki	Herbáceo	Medio	Alto	Grecia
Frantoio	Herbáceo/ Frutos secos	Medio/ Fuerte	Medio	Italia central
Hojiblanca	Frutas tropicales	Medio	Medio	España meridional
Leccino	Herbáceo/ Frutos secos	Medio	Medio	Italia central
Arbequina	Manzana y frutos secos	Delicado	Bajo	España septentrio- nal
Picudo	Frutas tropicales	Delicado	Bajo	España meridional
Noellara del Belice	Tomates	Delicado/ Medio	Bajo	Sicilia

No obstante, es importante recordar que existen otros factores, como el clima, el suelo, el momento de la cosecha, el cultivo y las técnicas de procesado que tendrán un efecto notable en el paladar y los niveles de polifenoles presentes en el aceite resultante.

Los productores o embotelladores que anuncien un solo país de origen deberán confirmar su autenticidad o emplear la fórmula «embotellado en» en vez de «producido en». Tampoco un aceite podrá ser etiquetado como producto de una región concreta dentro de un país a no ser que esté amparado por la DOP. Por tanto, si usted desea saber si su aceite procede de un único país o es una mezcla, lea la letra pequeña con atención.

El aceite de oliva virgen extra elaborado por pequeñas y medianas empresas suele presentar una calidad mayor que los producidos en cantidades industriales. Estos productores muestran con orgullo los detalles del aceite en sus etiquetas. Algunos incluso poseen sistemas de rastreo que permiten a sus clientes seguir al aceite hasta el olivar donde se cultivaron las aceitunas empleadas para elaborarlo.

Regiones productoras y qué esperar de ellas

Si usted conoce la región de donde procede el aceite, puede ayudarle en su decisión el sabor que debería tener. Esta información serviría para conocer la variedad de aceituna empleada cuando esta no se especifica en la etiqueta, y también las prácticas y tradiciones de los productores.

Es peligroso generalizar sobre aromas y paladares típicos, pero a continuación les ofrecemos una guía de lo que pueden esperar de los tres mayores países productores de la cuenca mediterránea.

España

Este es el mayor productor de aceite de oliva, suministrando la mitad de la producción mundial, estimada en unos dos millones y medio de toneladas métricas. En ciertas áreas, los olivares se extienden hasta allá donde alcanza la vista. Casi la mitad de la cosecha procede de Andalucía, donde dominan las variedades de aceituna Picual, Picudo y Hojiblanca. Cataluña, al norte, es otra región productora importante, con la variedad Arbequina como tipo predominante. La mayor parte de los olivares españoles están situados lejos de la costa, en lugares donde los meses estivales son muy calurosos. En el pasado, los aceites solían ser relativamente dulces y de color dorado.

Sin embargo, la introducción de nuevas variedades, técnicas modernas de cultivo y procesado y una cosecha adelantada han deparado un amplio abanico de aromas y sabores. Los estilos pueden variar desde los deliciosos aceites afrutados andaluces producidos en Córdoba y Baena, con sus sabores a melón y fruta de la pasión, hasta los aceites dulces con notas de frutos secos en los aceites de la septentrional Cataluña. Andalucía también ofrece aceites de gusto ligeramente herbáceo con frutas y frutos secos, además de los singulares aceites amargos prensados en Jaén a partir de la variedad Picual, rica en fenoles.

Muchas de las aceitunas con las que se elaboran esos aceites han sido cultivadas por pequeños productores y procesadas en cooperativas locales. A partir de ese momento, el aceite se transporta a grandes cooperativas secundarias encargadas de venderlo directamente al mercado y a los grandes embotelladores internacionales. Los mejores aceites elaborados por cooperativas y pequeños y medianos productores son embotellados en el lugar y vendidos como aceites de calidad superior, con sus propias etiquetas.

Grecia

Cada año se producen en Grecia alrededor de tres o cuatro mil toneladas de aceite de oliva. La aceituna Koroneiki, rica en polifenoles, es la fuente más importante para su elaboración. Las aceitunas de Kalamata son las más famosas de Grecia, pero en raras ocasiones se emplean para elaborar aceite. Si usted lee el nombre de Kalamata en una botella de aceite de oliva, la etiqueta se refiere a la montañosa región de Kalamata, situada en la zona occidental del Peloponeso, no a la variedad de aceituna. Mani, Laconia y Esparta también son importantes regiones productoras.

Las aceitunas maduran en pequeños olivares y se venden en almazaras o cooperativas locales que, a su vez, venderán el aceite a granel a los grandes embotelladores. Algunos aceites se venden en la almazara del lugar. Muy poca cantidad de aceite griego es embotellado por el productor. En Creta, la otra región productora más importante de Grecia, se sigue un sistema muy parecido. El aceite obtenido tras la prensa de aceitunas koroneiki tiene una marcada personalidad herbácea, pero varía entre fresco y suculento a seco y con notas de heno, según las condiciones de cultivo. Se cultivan otras variedades en las islas y el norte del país, pero la mayor parte de este aceite se destina al consumo interno.

Italia

Gracias a una buena labor de mercadotecnia, Italia es a menudo el lugar que viene a la mente cuando se habla de aceite, y lo cierto es que se produce en casi todo el país, además de ofrecer un amplio rango de aromas y sabores. No obstante, en realidad Italia importa más aceite del que produce. Eso se debe a que muchos de los grandes embotelladores se encuentran allí. No obstante, Italia elabora un alto porcentaje de aceite de oliva virgen extra frente al aceite común.

Cada región cuenta con sus propias variedades de aceituna y microclimas. Toscana se ha convertido en el sinónimo de mejor aceite italiano aunque, en Italia, solo los toscanos apoyarían tal aseveración. Los aceites de oliva de Toscana varían en aroma y sabor, pero la mayoría son verdosos, picantes y contienen una buena cantidad de polifenoles. Las descripciones de los diferentes sabores incluyen hierbas, alcachofas, lechuga y acederas, así como ulmaria (reina de los prados), frutos secos tostados y chocolate o centaura menor. Unos pocos aceites son dulces y afrutados, carentes del picor comúnmente asociado a esta región. Umbría es otra importante región productora de aceites de la más alta calidad. Aquí, los aromas y sabores son un poco más suaves que los toscanos, aunque igual de variados. Los Abruzos y la Molise también están comenzando a exportar algunos aceites de tonos verdosos y sabor herbáceo muy interesantes.

Sin embargo, las grandes regiones productoras son Apulia y Calabria, situadas en el sur de Italia. Gran parte del allí elaborado se mezcla con aceites procedentes de otros países y es vendido con etiquetas comerciales, aunque algunos productores están embotellando sus mejores aceites de oliva virgen extra para venderlo al detalle. Los estilos meridionales varían pero, a menudo, tienden a ser bastante dulces, con un toque picante procedente de mezclar la suave aceituna Oglariola con la Coratina, mucho más fuerte.

También merece la pena buscar aceites de oliva virgen extra en las islas de Cerdeña y Sicilia. Los aceites sardos suelen ser maravillosamente herbáceos, con cierto tono de frutas frescas y buena longevidad. Sicilia también produce aceites herbáceos, con un toque a salsa de tomate. Los aceites de Liguria, región situada al norte de la península itálica, tienen un sabor a manzana dulce con frutos secos y un toque picante, pero poseen bajos niveles de polifenoles.

Épocas de cosecha y fechas de consumo preferente

Lo mejor para el aceite de oliva es la frescura. Esto se debe a que a partir del momento en que se prensan las aceitunas, el aceite de oliva comienza un proceso gradual de deterioro. A medida que pasa el tiempo, este proceso se acelera y los antioxidantes polifenólicos empiezan a desaparecer junto con los demás componentes beneficiosos.

La fecha de recolección es el dato más útil que se debe conocer, pues muestra la edad exacta del aceite. Por desgracia, no muchas etiquetas aportan tan valiosa información. No obstante, a los aceites con DOP se les requiere indicar su fecha de recogida y hay pequeños productores que prefieren proporcionarla.

La fecha proporcionada en el sello de «consumir preferentemente antes de» es un dato poco útil, al menos en cuanto al aceite de oliva se refiere. La práctica general es permitir dieciocho meses tras el embotellado, pero todos los aceites ya habrán experimentado cierto deterioro en ese periodo de tiempo y aquellos con menores niveles de polifenoles se habrán puesto rancios. Por desgracia, parece haber una tendencia en el mercado que busca dar dos años de margen a la fecha de consumo preferente. Además, los aceites comercializados por los grandes embotelladores a menudo permanecen almacenados cierto tiempo antes de su embotellamiento y, por tanto, pueden haber pasado más de dos años desde la cosecha de la aceituna.

Los embotelladores afirman que esto no supone ningún problema, pues el aceite está almacenado bajo gas inerte y se mantiene fresco. Es verdad que la pérdida de antioxidantes es relativamente escasa con este tipo de almacenamiento pero, aun así, se sufre alguna pérdida debido al trabajo de las enzimas del aceite, que no permanecen inertes. La exposición al aire y a la luz tras el almacenamiento puede dar lugar a un deterioro más veloz.

De vez en cuando, muchos minoristas ofrecen descuentos en sus aceites; sin embargo, estos productos deben evitarse, pues es probable que estén próximos a cumplir su fecha de consumo preferente y es muy posible que no se encuentren en su mejor condición.

Expresiones encontradas en las etiquetas y su significado

- **Cosecha temprana y cosecha tardía**: existe una diferencia notable entre en el color, el sabor y los beneficios que aportan a la salud los aceites elaborados a partir de las primeras aceitunas de la temporada y el producto de las cosechadas realizadas en fechas más tardías (véase p. 89). Incluso un aceite que normalmente es muy dulce y delicado podrá presentar un color más verdoso, quizá incluso cierto tono amargo o picante, si se elabora con aceitunas recogidas al principio de la temporada. Los aceites de naturaleza más agresiva serán muy amargos y picantes.

  Los aceites con el sello de «cosecha tardía» son menos abundantes. Esto podría calificarse como pérdida culinaria pues, a pesar de su menor nivel de polifenoles, son capaces de añadir un maravilloso rango de sabores a frutos secos y chocolate a la variedad de sabores ya presentes en los demás aceites.

- **Cosechado a mano y molido en piedra**: estos procesos pueden tener el atractivo de lo tradicional y a menudo son tratados con gran cuidado, pero no existen datos que indiquen unas cualidades de mayor efecto benéfico.

- **Primera prensa**: esta expresión aparece en muchas etiquetas, pero se refiere a un tiempo pasado, cuando los equipos de extracción no eran muy eficaces. A medio camino del proceso de molido se añadía agua caliente para poder obtener más aceite. El calor y el agua tienen un efecto adverso en el aceite y el extraído en la segunda prensa no era tan bueno como el de la primera. Por eso «primera prensa» y «prensado en frío» (véase más abajo) obtuvieron la reputación de ser lo mejor. Sin embargo, la prensa hidráulica se introdujo a finales del siglo XIX. Esta prensa era capaz de extraer el noventa por ciento del aceite con la primera pasada, y eso convirtió a la definición en un dato obsoleto.

— **Prensado tradicional**: el siguiente cambio importante en la producción del aceite de oliva fue la introducción de máquinas centrifugadoras que machacan las aceitunas y separan el aceite, el agua y el alperujo en un proceso continuo. La expresión «prensado tradicional» se refiere al aceite extraído mediante el antiguo sistema hidráulico. Al principio se afirmaba que el proceso continuo era más traumático para las aceitunas y eso se traducía en un aceite de menor calidad y menos saludable. No obstante, el moderno sistema de centrifugado está diseñado para reducir el daño en la aceituna, protegerla frente a la pérdida de antioxidantes y reducir el material de desecho.

— **Prensado en frío y extracción en frío**: Estas expresiones también se remontan a los tiempos en que se añadía agua caliente a la pasta. Hoy, la expresión «prensado en frío» se refiere al aceite extraído mediante el empleo de la tradicional prensa hidráulica a temperaturas de 27°C o menores. «Extracción en frío» es la expresión que debe emplearse para el aceite elaborado siguiendo un sistema continuo con temperaturas similares.

— **Selección especial y *grand cru***: Estas expresiones no poseen ningún significado concreto. En el mejor de los casos, son una simple estrategia de mercadotecnia para denominar a un aceite que el productor considera superior a los demás.

Beneficios para la salud especificados en la etiqueta

Es raro que las etiquetas de los aceites de oliva detallen el contenido de polifenoles en el producto, pero algunas lo hacen. La Autoridad Europea para la Seguridad de los Alimentos permite ahora especificar la efectividad en la mejora de nuestra salud de algunos aceites con niveles de polifenoles capaces de producir un impacto mensurable en la protección del colesterol LDL frente al dañino proceso oxidativo. Para mostrar esta etiqueta el aceite debe poseer un contenido de polifenoles de doscientos cincuenta miligramos por litro o superior. En algunos países de la UE, las autoridades permiten a los productores explicar a los consumidores este efecto con más claridad indicando que es un producto beneficioso para el corazón.

No hay muchos productores que hayan aprovechado esta circunstancia pero, con el incremento de la importancia de los antioxidantes polifenólicos, es probable que comiencen a verse más etiquetas de este tipo.

Consejos prácticos

El aceite de oliva ya no es el producto especializado y elitista que fue. Ahora está a la venta en supermercados, ultramarinos, tiendas de gourmets, comercios de productos biológicos y centros especializados. También existen minoristas en internet y páginas de olivareros y productores. Es posible adquirir el suministro mensual de aceite de oliva al precio de una buena botella de vino o la subscripción de un paquete televisivo.

Procure siempre comprar en establecimientos con una buena oferta de aceite de oliva y evite adquirir los expuestos en el escaparate o bajo luces muy fuertes. Un mal almacenamiento del aceite lo oxidará y pondrá rancio, perdiendo así sus beneficios nutricionales y saludables. En realidad, el aceite rancio es nocivo, pues produce radicales libres que ayudan al proceso inflamatorio.

¿Qué se encuentra disponible en cada establecimiento?

— **Supermercados, ultramarinos y grandes vendedores al detalle en línea**: Muchos de los aceites almacenados aquí exhibirán una marca blanca o marcas comerciales y ofrecerán una selección de aceites comunes y vírgenes. Estos últimos suelen tener un sabor bastante suave, es probable que sean bajos en polifenoles y otros nutrientes. En los establecimientos más grandes también puede existir una pequeña selección de aceites de oliva de alta calidad, más caros pero también más sabrosos y, relativamente, más saludables. La información aportada acerca de los aceites acostumbra a ser escasa.

— **Tiendas de gourmet y biológicas**: Estos establecimientos almacenan aceites de marca pero, sobre todo, venden aceites virgen extra de altísima calidad y aceites elaborados por pequeños productores, con buen sabor y un adecuado nivel de polifenoles. La información facilitada varía; algunas tiendas exhiben en sus estanterías etiquetas muy completas y ofrecen la posibilidad de catar el producto.

— **Establecimientos especializados**: La oferta de aceites a la venta en estos comercios acostumbra a ser más extenso y también más caro, predominando en ella los aceites de altísima calidad y elaborados por pequeños productores. La información puede ser bastante buena, cuenta con personal experto y ofrecen posibilidad de cata.

— **Páginas en línea de agricultores y productores**: Se especializan en la venta en línea de lo aceites del agricultor. Pueden ser muy interesantes porque almacenan todo el rango de aceites elaborados, algunos de los cuales quizá no estén disponibles en otros establecimientos. Suelen aportar abundante información acerca de las variedades empleadas, el cultivo y las técnicas de extracción. Las páginas más sofisticadas ofrecen notas de cata y recetas.

Los contenedores

Las botellas de aceite tienen diferentes formas, tamaños y colores. Algunas son verdes, marrones e incluso azules. Los aceites embotellados en latas y botellas oscuras estarán mejor protegidos frente a la luz, la cual es causa de oxidación. En solo seis meses, la exposición a una luz fuerte puede provocar una disminución de hasta un cuarenta por ciento en el contenido de antioxidantes de un aceite.

Las latas son aún mejor para proteger al producto de todo tipo de luz y mantenerlo fresco. Esta suele ser la opción favorita para embotellamientos voluminosos de aceites comunes y virgen extra. Estas grandes latas acostumbran a tener un precio más barato que el mismo aceite comercializado en botella, pero sería un fútil ejercicio de ahorro comprar una lata de diez litros si no se emplea cierta cantidad diaria de aceite de oliva; simplemente, se deteriorará antes de haberlo consumido. Si usted decide comprar latas grandes, asegúrese de que se trata del mismo aceite que está habituado a adquirir en botella. En ocasiones, el nivel de calidad no es el mismo.

Por desgracia, nadie puede escoger de verdad uno de los elementos que quizá influyan en el aceite, y este es el cierre. Los cierres metálicos de rosca son los mejores. Son relativamente fáciles de abrir y cierran lo bastante bien para aislarlo del aire exterior. Los tapones de corcho no son tan buenos; se necesita un sacacorchos para abrirlos y el material no mantiene el aire fuera con tanta eficacia. Las botellas cerradas con un sello de cera son difíciles de abrir y, una vez roto el sello, podemos tener de nuevo el problema de la entrada de aire.

Algunas botellas vienen con un vertedor de plástico hecho de plástico insertado en el cuello. Otras tienen un tapón de corcho y el vertedor aparte. Esto puede parecer útil, pero el aceite que permanezca en el vertedor se oxidará y se pondrá rancio mucho antes que el de la botella.

El color del aceite

Unos cuantos productores todavía embotellan en recipientes de cristal. Esto se debe a que creen, opinión sustentada por los minoristas, que a la gente le gusta ver el color del aceite antes de comprarlo. Los clientes suponen que el color del producto les indicará algo acerca de su estilo y sabor. Los aceites de color verde oscuro tienen fama de ser herbáceos y con un sabor fuerte, a pimienta. Se cree que, en el mejor de los casos, los aceites dorados serán dulces y delicados y, en el peor, flojos y aburridos. Se piensa que aquellos con un tono terracota se encuentran en el medio del espectro de sabores.

Por desgracia, el color del aceite no es un indicador muy útil de su paladar y carácter. Los aceites verdosos no siempre son fuertes y picantes. Puede deberse a que sea la variedad de aceituna empleada la que aporte de modo natural esa tonalidad. Los aceites dorados bien pueden ser dulces y suaves pero, a veces, también ofrecen cierto grado de amargor o poseen un fuerte toque picante; y los de tonalidad terracota pueden ofrecer cualquier característica a lo largo y ancho del rango de sabores, aromas y caracteres.

Filtrados versus sin filtrar

Muchos de los aceites pasan por un proceso de filtrado para quitar residuos de fruta, sedimentos y otras partículas. Algunas personas ensalzan las virtudes del aceite sin filtrar y se han hecho varias aseveraciones acerca de una posible superioridad en sus cualidades nutricionales y gustativas. Mientras que los aceites sin filtrar pueden presentar una textura ligeramente distinta, es probable que exista muy poca diferencia en el sabor de un mismo aceite filtrado o sin filtrar.

Las investigaciones publicadas no son suficientes para extraer conclusiones definitivas acerca de las ventajas para la salud. La mayor presencia de material procedente de la aceituna puede indicar mayores niveles de polifenoles y otros antioxidantes, pero es probable que la más pronta oxidación de las partículas sólidas acelere la pérdida de nutrientes al precipitar la degeneración del aceite. Entonces, hasta que no existan datos científicos sólidos que apoyen el empleo de uno u otro tipo, nos encontraremos en un estado de incertidumbre. Si usted prefiere los aceites sin filtrar, consúmalos antes de lo que haría con otros aceites.

Aceites con sabores añadidos

Durante generaciones, la gente de las regiones mediterráneas ha añadido hierbas y otros ingredientes al aceite de oliva para aportarle aroma y sabor. Hoy, la comercialización de los aceites con sabores añadidos está creciendo en disposición y popularidad, sobre todo entre las personas a las que no les importa el sabor sin aditivos del aceite de oliva virgen extra.

Los aceites con sabores añadidos más comunes son los que combinan hierbas aromáticas, como la albahaca, el orégano o el tomillo. También pueden añadirse frutas cítricas, como el limón, la mandarina e incluso la bergamota. Y también se incorporan guindillas y otras especias, conformando una gran variedad de aceites; existe incluso una mezcla de chocolate negro para elaborar postres.

Estos sabores pueden ser añadidos de varias maneras. La peor es la de mezclar el aceite con extractos o sabores artificiales. Los mejores aceites están mezclados con el ingrediente natural o pueden haber sido elaborados prensando las aceitunas junto con las hierbas aromáticas o las frutas. En Italia, a este último tipo se le conoce como aceite *agrumato*.

También es importante comprobar la base del aceite aromatizado o con sabores añadidos. ¿Es virgen extra? ¿Es aceite común? ¿Es fresco? Esto tiene una importancia crucial en el aceite de trufa. El sabor de la trufa es tan fuerte que puede enmascarar la rancidez de un aceite. Asegúrese de que el aceite se ha mezclado hace poco tiempo y no lleva demasiado tiempo expuesto en la estantería.

El precio como indicativo de calidad

Los precios del litro aceite de oliva virgen extra pueden variar entre los tres y los veinte euros en supermercados, mientras que en tiendas de gourmet y centros especializados pueden alcanzar los treinta euros e incluso más. Se han dado también casos de aceites «conceptuales» comercializados al excesivo precio de ciento veinte euros el litro.

Existe un vínculo evidente entre la calidad y el coste del aceite. Los aceites baratos suelen ser mezclas de productos elaborados en cantidades industriales y llevadas al mercado por grandes embotelladores que, sencillamente, no presentan el rango de aromas y sabores de otros más caros. Tampoco es probable que aporten los mismos beneficios para la salud. Simplemente, es más caro elaborar aceites de alta calidad.

Sin embargo, hay un momento en el que el precio ya no es un indicativo de calidad tan eficaz. Una buena parte del coste de un aceite caro bien puede deberse a un embotellado elaborado y estrategias de mercadotecnia. Si el tiempo ha sido favorable y se han seguido los mejores sistemas de elaboración desde los olivares hasta las almazaras, los aceites de calidad con un precio razonable pueden tener tan buen sabor como los más caros y ser igual de saludables.

CONSEJOS BÁSICOS PARA LA COMPRA DE ACEITES SALUDABLES

- Escoja un aceite de oliva virgen extra: Los aceites refinados descritos simplemente como «aceite de oliva» tienen bajos niveles de componentes benéficos para la salud.

- Escoja un aceite que le guste y disfrute con regularidad: No tiene sentido adquirir un aceite robusto para dejarlo posado en la alacena.

- Deléitese con el picor: Un pequeño «toque» en el aceite es, probablemente, una señal de niveles saludables de antioxidantes.

- Disfrute de los tonos herbáceos: Son un posible indicador de buenos niveles de componentes hexanales.

- Lea la etiqueta: Siempre que sea posible, fíjese en la descripción del aceite y la fecha de cosecha.

- Conozca a los agricultores: La procedencia puede ser un factor clave para conseguir un aceite saludable y de verdadera calidad.

- Valore su «oro líquido»: Pague un poco más por un aceite bueno de verdad, sobre todo si va a emplearlo para condimentar y sazonar.

- Piense en productos biológicos: Bien por razones medioambientales o por la posibilidad de ingerir menos residuos químicos y más antioxidantes.

RESUMEN

1. Existen numerosas investigaciones que vinculan el sabor de un aceite de oliva virgen extra con su nivel de polifenoles. Cualquier aceite cuyo sabor sea descrito como «robusto», «picante» o «amargo» es posible que contenga mayores niveles de polifenoles que aquellos con paladares descritos como «suave» o «medio».

2. La variedad de la aceituna tiene un gran efecto sobre todo en el sabor del aceite extraído de ella, pero también en la mayor o menor presencia de los beneficiosos polifenoles.

3. Si usted conoce la procedencia de un aceite, este dato puede servirle para saber su nivel de calidad, aroma y sabor, y también sus cualidades saludables.

4. Lo mejor es el aceite de oliva fresco. La fecha de recogida es el dato más útil que debemos conocer y muestra la edad exacta del producto.

5. Busque posibles anuncios de beneficios para la salud o el índice del nivel de polifenoles.

6. Intente siempre adquirir su aceite en establecimientos con buena oferta y evite los expuestos en escaparates o bajo fuertes luces. Escoja un aceite embotellado en latas o botellas de cristal tintadas de color oscuro.

7. Catar el aceite antes de comprarlo es mejor que juzgarlo a partir de su color.

8. La elección entre aceite filtrado o sin filtrar es, más que cualquier otra cosa, una cuestión de preferencia personal.

9. Si va a adquirir un aceite con sabores añadidos, compruebe el aceite base y su sistema de producción.

4. NUESTRA VIDA CON EL ACEITE DE OLIVA

El aceite de oliva es un alimento cotidiano en las regiones productoras de la cuenca del Mediterráneo. Se emplea para todo, desde las frituras hasta en la masa del pan. Se utiliza para untar la carne antes de asarla, hacerla a la brasa, a la parrilla o frita, y lo mismo sucede con salsas, adobos, marinadas y sazones. Además, se usa como condimento para darle el toque final, y sabor, a platos como sopas, pasta, aceite hervido y calderetas de carne.

Cocinando con aceite de oliva

A pesar de que el aceite de oliva es el medio de cocinado preferido en el Mediterráneo, la pregunta más formulada al hablar de sus benéficas propiedades en países no productores es «¿puedo emplearlo para cocinar?». La respuesta es un rotundo SÍ.

En el pasado, algunas personas defendían la idea, bastante radical, de que el aceite de oliva virgen extra solo debía emplearse para sazonar o dar un toque final a los platos, y que para cocinar debía emplearse aceite refinado. Es probable que esta idea esté más relacionada con el ahorro, debido al precio más elevado del aceite virgen extra, que con cualquier consideración respecto a la seguridad o la salud.

Cocinando a altas temperaturas con aceite de oliva

De hecho, el aceite de oliva virgen extra, con sus altos niveles de antioxidantes polifenólicos y otros componentes beneficiosos, es la mejor opción para casi toda clase de cocinado. En realidad, existen numerosas razones por las que un aceite de oliva virgen extra sin refinar posee un valor nutricional mucho más benéfico para la salud que uno refinado.

Además de las abundantes pruebas del valor del aceite de oliva como base de la dieta mediterránea, existen otros estudios que muestran el valor nutricional de cocinar ciertos alimentos con aceite de oliva virgen extra. Por ejemplo, las vitaminas liposolubles y otros nutrientes presentes en los vegetales se combinan durante el cocinado con aceite de oliva, haciéndolos más fáciles de adsorber por el cuerpo. Esto sucede con la vitamina E de zanahorias y calabacines, y también con el saludable componente licopeno encontrado en los tomates. El beneficio aún es mayor si los alimentos fritos se sazonan con la salsa de la sartén.

Los pescados y mariscos también se benefician de la fritura en aceite de oliva pues la combinación de ambos permite que se adsorba más cantidad de vitamina E y polifenoles que ingiriéndolos por separado. Además, las grasas poliinsaturadas omega-3 del pescado tienen una resistencia al calor relativamente baja pero, si se cocinan juntos, se puede evitar su descomposición gracias a los antioxidantes del aceite de oliva.

Al cocinar con aceite de oliva, no solo se combina con los benéficos componentes de los otros alimentos, sino que también puede disminuir la producción de las nocivas toxinas presentes en ellos.

Frituras

Todavía hay mucha controversia sobre el asunto de si se debe o no emplear aceite de oliva virgen extra para las frituras. La idea de que no es adecuado proviene de la competencia, al intentar que los consumidores empleen aceites de semillas, que hizo mucho hincapié en la temperatura a la que los aceites empiezan a «humear», implicando que aquellos con un punto de humeo más alto son más resistentes al cocinado con altas temperaturas y, por tanto, ofrecen mayores beneficios.

Las altas temperaturas causan la descomposición de los complejos de moléculas grasas, produciendo ácidos grasos libres y otras moléculas modificadas debido a su reacción con el oxígeno. Estos productos alimenticios han sido vinculados con el cáncer y enfermedades coronarias. La producción de humo debido a las altas temperaturas es un indicativo de tales transformaciones químicas.

Los aceites refinados suelen tener puntos de humeo más elevados que los no refinados. Por ejemplo, a menudo se pone el punto de ebullición del aceite de oliva refinado en los 210°C y entre 220°C y 230°C para otros aceites vegetales refinados. Suele afirmarse que el aceite de oliva virgen extra tiene un punto de humeo más bajo, alrededor de 190°C. Según esta teoría, el aceite de oliva refinado debería ser la mejor opción para cocinar a altas temperaturas y el virgen extra para usos más templados.

Lo cierto es que la realidad no es tan simple como se presenta. En primer lugar, los aceites de oliva refinados varían en su punto de humeo. La cifra habitual acostumbra a ser 190°C, pero esta temperatura es bastante mayor en el aceite de oliva virgen extra, que posee un nivel de antioxidantes más elevado. Los antioxidantes protegen al aceite del efecto del calor y el punto de humeo puede situarse en los 210°C e incluso 230°. Esta protección se extiende más allá del primer empleo, de modo que una cantidad de aceite de oliva virgen extra se puede utilizar tres o cuatro veces antes de que sufra un deterioro importante.

Además, cualquier pérdida de antioxidantes al final de su vida es variable pues hay muchos tipos de antioxidantes, como los lignanos y las flavonas, que han mostrado una asombrosa estabilidad tras ser sometidos en laboratorio a temperaturas de 180°C durante treinta y seis horas. No obstante, los aceites de oliva virgen extra sin filtrar no deberían emplearse para cocinar a altas temperaturas, pues los restos vegetales contenidos en ellos pueden ser susceptibles al calor.

El temor al deterioro químico del aceite de oliva virgen extra fomentado por ciertos sectores ha sido reforzado por el desconocimiento que tiene el gran público acerca de la temperatura a la que cocinan. En realidad, la mayoría de asados, salteados y fritos elaborados en casa, incluso en la freidora o el *wok*, se ejecutan a temperaturas entre 140° y 190°C. Esta última es la óptima para freír patatas, y es la más alta requerida para freír cualquier tipo de alimento. Este rango de temperaturas se encuentra en los parámetros de seguridad para el alto nivel de polifenoles contenido en los aceites de oliva virgen extra. El problema reside en que la etiqueta del producto no suele indicar ni el punto de humeo ni el nivel de polifenoles.

Por último, ciertas personas se preocupan de si deberían freír sus alimentos al intentar seguir un estilo de alimentación saludable. No obstante, una extensa investigación encuadrada en el estudio EPIC, publicado en 2012, en la que se seguían los hábitos culinarios de más de cuarenta mil españoles que empleaban aceite de oliva, no mostró un incremento en el riesgo de padecer enfermedades coronarias u otras patologías derivadas de un empleo generoso de aceite de oliva en las frituras. Un estudio realizado en Roma, publicado en la revista *Journal of Medicinal Food*, 2011, también describió efectos beneficiosos, entre los que se incluían una mejor regulación de glucosa en las mujeres diabéticas que acostumbraban a freír sus alimentos en aceite de oliva. Además, las recomendaciones dietéticas de la Autoridad Europea para la Seguridad de los Alimentos (EFSA) señalan que «no existen pruebas de que el aceite de oliva no sea saludable al emplearlo para freír».

Marinando con aceite de oliva

La carne, al ser asada, frita o cocinada a la parrilla, adquiere un tono marrón y en ella se crean distintos tipos de compuestos. Algunos, como su sabroso aroma, son deseables, pero otros no. Por ejemplo, ciertas sustancias, como unos aminoácidos llamados heterociclos aromáticos (HA), se crean durante el proceso y han mostrado ser cancerígenas y contribuir a elevar el riesgo de sufrir cáncer de colon. Se ha descubierto que al untarla con aceite de oliva virgen extra se pueden reducir los niveles de esos nocivos HA. Los adobos que contienen aceite de oliva y ajo, cebolla, hierbas aromáticas y vino tinto poseen un efecto antioxidante aún más poderoso, reduciendo todavía más los HA.

Pochando con aceite de oliva

Esto es lo opuesto a cocinar con altas temperaturas, y el aceite de oliva supone una excelente base para la cocción. Permite que la comida se cocine despacio, manteniendo su hidratación y sabor. No se pierden ninguno de sus nutrientes. La comida sale con una frescura hermosa, una textura tierna y el sabor añadido del aceite empleado. Ese aceite no tiene por qué ser desechado después de la cocción y se puede volver a emplear. Solo hay que dejarlo enfriar y guardarlo hasta la siguiente ocasión.

Horneando con aceite de oliva

El aceite de oliva se emplea con profusión en los países de la cuenca mediterránea, aunque en otros lugares la tradición sea cocinar con mantequilla, margarina u otras grasas sólidas. Sin embargo, el aceite de oliva virgen extra se puede utilizar con gran éxito para elaborar todo tipo de tartas, pasteles y galletas. Los métodos empleados quizá difieran un poco pero, muy a menudo, son más sencillos y llevan menos tiempo.

La repostería basada en aceite de oliva es particularmente sencilla, pues no hay que «mezclar», como sucede con la grasa sólida. Los ingredientes secos se mezclan en un recipiente y los líquidos en una jarra. Los ingredientes líquidos se vierten sobre los sólidos y se remueve la mezcla con un tenedor o una cuchara de madera. A continuación, la mezcla se amasa con las manos con el fin de darle una forma esférica y prepararla para el rodillo. La masa pastelera elaborada con aceite de oliva tiende a presentar una textura bastante ligera, necesita buena cantidad de harina para estirarla y ejercer cierta fuerza con el rodillo con el fin de lograr una base fina de verdad.

Aunque es una elaboración sencilla, para hacer repostería con aceite de oliva se necesita seguir la receta. La simple sustitución de la medida equivalente de aceite por gramo de mantequilla dará como resultado un pastel con una textura más dura que hojaldrada.

También se pueden hacer pasteles con aceite de oliva y, a menudo, basta con sustituir quince mililitros de aceite de oliva por cada veinticinco gramos de grasa sólida. El aceite suele añadirse a los ingredientes sólidos mezclado con los demás ingredientes líquidos, como huevos, leche o puré de frutas. No es necesario amasar la grasa o hacerla cremosa. El empleo de aceite de oliva en la elaboración de galletas las hará pequeñas y crujientes, pero puede ser difícil estirar la masa. La solución es aplanar la masa de galleta con las manos, colocarla a continuación entre dos láminas de plástico adherente y pasarle el rodillo a continuación. Empléese el cortador habitual y después un cuchillo de hoja ancha, o una paleta, para colocar las galletas en la bandeja del horno.

El aceite de oliva como condimento

El aceite de oliva no solo es un medio para cocinar, sino un condimento por derecho propio. En los países productores, siempre hay una botella de aceite de oliva moviéndose de un lado a otro de la mesa para condimentar los platos, incluso los cocinados con aceite. Se regarán sopas y estofados, parrillas y asados de carne o pescado, platos de pasta y verduras. De este modo, cualquier posible pérdida de antioxidantes durante el cocinado es compensada con creces. También se emplea aceite de oliva virgen extra en lugar de mantequilla para untar pan y bollos, como entrante donde mojar el pan antes de la comida principal y se añade a platos crudos en forma de aliños o salsas.

También se emplea para añadir sabor durante el cocinado, y aquí es importante elegir el tipo de aceite adecuado para cada ocasión. Aceites dulces y suaves no ahogarán el delicado sabor de una ensalada de canónigos, el pescado ahumado o el pollo al horno y, además, son la mejor opción para hacer mayonesa y tartas. Por otro lado, se necesitan aceites con unas características más definidas para resaltar los fuertes sabores de sopas sustanciosas, ensaladas de hortalizas de marcado sabor, platos de pasta y carnes a la parrilla.

También son importantes las características específicas de cada sabor. La abundancia de diferentes tipos de aceite de oliva disponible ofrece un rango de sabores que van desde la salsa de tomate hasta las frutas tropicales, pasando por las alcachofas, ingredientes de ensalada verde, frutos secos tostados e incluso chocolate, que pueden emplearse para mezclar y combinar con distintos alimentos y, de este modo, crear las mejores sensaciones en el paladar.

El aceite de oliva y su mantenimiento

Después de haber elegido con mucha atención su aceite de oliva y llevarlo a su hogar, el producto requiere un mantenimiento adecuado. Los beneficios del aceite de oliva virgen extra residen en sus grasas saludables y antioxidantes polifenoles, y estos componentes se pueden oxidar si son expuestos a altas temperaturas, a los rayos UVA y al aire, haciendo del aceite un alimento menos eficaz para proteger nuestros cuerpos del nocivo efecto del estrés oxidativo.

Con el fin de conservar esos beneficios que aporta a nuestra salud, en situaciones ideales, el aceite de oliva debería guardarse en un lugar oscuro, fresco y apartado de la luz solar directa. No obstante, la mayoría de cocineros gusta de tener su aceite de oliva a mano cuando están entre fogones. La solución es adquirir cantidades manejables, comprar grandes recipientes solo si se consume una abundante ración semanal y hacer uso de él tan pronto como sea posible una vez comprado.

No hace falta guardar el aceite en el frigorífico. Cuando el aceite de oliva se enfría a temperaturas inferiores a los 5° o 7°C (esto varía según la composición del producto), puede oscurecerse y formar pequeños grumos de grasa blanca. Este proceso se revierte al exponer al aceite a temperatura ambiente. Lo cierto es que durante mucho tiempo eso se tomaba como una seña de calidad del producto, pero no hay pruebas de que afecte a sus propiedades ni para bien ni para mal. No obstante, el aceite de oliva no debe congelarse. El aceite que ha sido congelado tiene buen sabor cuando vuelve a licuarse, pero después se deteriora muy rápido.

¿Cuánto aceite de oliva es suficiente?

Los estudios que han medido los efectos positivos que el aceite de oliva tiene en nuestra salud han empleado distintas cantidades. No obstante, la mayoría de las investigaciones ha indicado una medida entre los diez y los treinta mililitros diarios. En muchas áreas del Mediterráneo, el consumo per cápita puede elevarse a los setenta mililitros.

Sabemos que contar las calorías ingeridas no es un sistema muy útil para seguir un estilo de vida saludable. Se debe, en parte, a que distintos alimentos y diferentes combinaciones alimenticias tienen un efecto diferente en el peso y la tendencia a la obesidad, lo cual es independiente de su «valor calórico». Por supuesto, otro factor importante es cuánto nos ejercitamos. Así, no hay razón para evitar el consumo de aceite de oliva, aunque a menudo sea clasificado como un producto «alto en calorías». Por fin podemos decir adiós a las dietas bajas en grasa.

Por tanto, la solución sería el seguimiento racional de una dieta basada en el aceite de oliva combinada con un estilo de vida activo. Las investigaciones han mostrado que esa forma de alimentarse ayuda a la pérdida de peso y contribuye a la prevención de enfermedades crónicas, entre ellas las coronarias. Y es cierto que favorece una situación de bienestar general. Los estudios también han demostrado que los beneficios para la salud se incrementan con el aumento del consumo de aceite de oliva virgen extra. Parece que este efecto no tiene un límite claro pero, como el aceite de oliva debe ser disfrutado dentro de una dieta y estilo de vida equilibrado y saludable, la cantidad diaria recomendada se ha concretado en treinta mililitros (dos cucharadas).

RESUMEN

1. El aceite de oliva es el condimento y medio culinario más importante de los países de la cuenca mediterránea.

2. En los países no productores, la cuestión más planteada es: «¿Puedo cocinar con aceite de oliva virgen extra?». La respuesta es que el aceite de oliva virgen extra sirve para cualquier método de cocinado, desde el fuego lento hasta la freidora.

3. Existen pruebas de que al cocinar ciertos alimentos con aceite de oliva sus nutrientes se absorben con más facilidad, de modo que el cuerpo los metaboliza mejor que al ser consumidos por separado.

4. Adobar la carne con aceite de oliva virgen extra antes de cocinarla reduce la cantidad de compuestos nocivos que pueden producirse durante el proceso.

5. El aceite de oliva virgen extra puede emplearse con gran éxito como sustituto de grasas sólidas, por ejemplo mantequillas y margarinas, al hornear pasteles, tartas y galletas.

6. El aceite de oliva no solo es un medio culinario, también es un condimento por derecho propio.

7. El aceite de oliva no se debe guardar en el frigorífico, sino en un lugar fresco y oscuro.

8. Las asesorías dietéticas aconsejan el consumo mínimo de dos cucharadas diarias de aceite de oliva virgen extra.

TERCERA PARTE
La dieta del aceite de oliva

A lo largo del tiempo se han descrito muchos alimentos como «superalimentos», y es verdad que ciertas frutas, bayas y verduras son muy ricas en determinados nutrientes o antioxidantes. Sin embargo, aplicando el método científico, resulta difícil demostrar que un solo componente de nuestra dieta tenga el poder de proporcionarnos beneficios mensurables. No importa si es una frutilla del Himalaya o algún alga del Pacífico, las pruebas de los beneficios aportados son escasas y, a menudo, tremendamente exageradas.

El aceite de oliva virgen extra es una de las pocas excepciones. Ha demostrado en rigurosos análisis científicos poseer propiedades saludables muy específicas. Al combinarlo con otros alimentos ricos en nutrientes saludables y antioxidantes, la suma de los ingredientes es mayor que los beneficios de cada uno consumidos por separado. El aceite de oliva virgen extra, como catalizador de este notable resultado, es el único ingrediente que de verdad puede considerarse «superalimento».

1. LOS SIETE PILARES DE LA DIETA DEL ACEITE DE OLIVA

La ciencia moderna ha demostrado que el valor durante tanto tiempo atribuido al aceite de oliva no es un error, y que los platos tradicionales asociados con su empleo son, efectivamente, saludables.

Los Siete Pilares de la dieta del aceite de oliva, construidos sobre la base del aceite de oliva virgen extra:

— Verduras y hortalizas de diferentes colores
— Cereales integrales y legumbres
— Pescado y aves de corral
— Queso y yogur de oveja o de cabra
— Agua, vino y té
— Hierbas aromáticas y especias
— Frutas, miel, frutos secos y semillas

La dieta del aceite de oliva es un estilo alimenticio que se puede seguir a diario y no solo contribuye a una buena salud, sino que es muy placentero. No es un modelo uniforme que uno adopta o abandona si quiere perder peso o no se encuentra demasiado bien. Es muy versátil, variado, fácil de adaptar a la temporada, la disponibilidad de determinados ingredientes, la variedad de gustos y preferencias individuales, y también capaz de completar la cantidad recomendada de aceite de oliva virgen extra y otros nutrientes.

El aceite de oliva es la base de este estilo alimenticio que sostiene a los siete grupos de alimentos asentados sobre ella. Esto se muestra de modo gráfico en los Siete Pilares de la dieta del aceite de oliva.

El producto se emplea para preparar, cocinar y condimentar cada comida y domina la experiencia culinaria. La dieta del aceite de oliva está construida sobre el entendimiento de cómo actúa este producto con los diferentes grupos de ingredientes para potenciar el valor nutritivo general de cada comida.

Pilar 1.– Verduras y hortalizas de diferentes colores

Bien crudas o cocinadas con aceite de oliva, las verduras y hortalizas son una parte absolutamente fundamental de cualquier dieta saludable. «Comer un arco iris» es un buen consejo alimenticio. Esto se debe a la gran cantidad de vitaminas, minerales y antioxidantes contenidos en los pigmentos de las plantas. La cantidad y variedad de plantas consumidas en las regiones mediterráneas sería impensable sin la constante presencia del aceite de oliva.

Existe una ventaja adicional a la hora de comer diferentes vegetales en una misma comida combinándolos con aceite de oliva virgen extra. También se ha demostrado que la combinación de las grasas saludables presentes en el aceite con vegetales ricos en nitratos, como las lechugas, el apio, las zanahorias y las espinacas, crea unas sustancias llamadas ácidos grasos nitro. Y se ha descubierto que estas reducen de modo significativo la presión sanguínea.

Ingredientes

Para obtener los mejores resultados posibles, compre cada semana la mayor variedad de verdura y hortaliza que pueda, incluso congelada o en lata.

ANTIOXIDANTES EN VERDURAS Y HORTALIZAS

Los fitoquímicos pueden clasificarse según su color y, además, poseen efectos antioxidantes que la ciencia está empezando a descubrir. A continuación aportamos algunos ejemplos.

- **Verde**: Los vegetales verdes contienen fitoquímicos antioxidantes como luteína, sulfurofano e índole. Entre ellos se incluyen las judías verdes, los guisantes, el apio, las coles comunes y las de Bruselas, las berzas, la col rizada, el pepino y muchas variedades de lechuga. Probablemente sea el brócoli el vegetal más célebre debido a su posible protección contra el cáncer.

- **Rojo y púrpura**: Estos vegetales son una buena fuente de antocianina y otros antioxidantes índole, célebres por la potencial protección que nos brindan frente a cánceres y enfermedades coronarias. Entre ellos se encuentran las cebollas rojas, la lombarda, el pimiento morrón y berenjenas. Los tomates son una fuente especialmente rica en licopenos, un compuesto que está siendo estudiado por su vinculación con la prevención del cáncer. La remolacha es rica en nitratos y en betacianina.

- **Amarillo y naranja**: Los vegetales con el color del sol son buenas fuentes de antioxidantes carotenoides. Entre ellos se encuentran las zanahorias, las calabazas y los pimientos amarillos.

- **Blanco**: En la lista se incluyen las coliflores, el ajo, las cebollas, la chirivía y el nabo, y todas son buenas fuentes de alicina, lignanos y ácido fítico. Los ajos y las setas *shiitake* han mostrado desarrollar una actividad antibacteriana que puede ayudar al sistema inmunológico. El ajo también contiene compuestos que reducen la «pegajosidad» de la sangre y, por tanto, reduce la posibilidad de que se formen los dañinos coágulos.

- **Rojo anaranjado**: Estos vegetales contienen gingerol, cuya composición química es similar a la de la capsaicina encontrada en las guindillas. Esta sustancia antioxidante también ha sido objeto de investigaciones en busca de propiedades anticancerígenas.

Al cocinar vegetales con aceite de oliva se puede aumentar la cantidad de ciertos fitonutrientes absorbida por el cuerpo gracias a la combinación. No obstante, la menor resistencia al calor mostrada por otros fitoquímicos puede indicar que es mejor consumirlos crudos, en ensaladas o sopas frías. Evite cocer vegetales en agua. Los fitonutrientes hidrosolubles pueden perderse en el caldo resultante aunque, por supuesto, este se puede guardar para su empleo en sopas y estofados. Incluso cocinados al vapor pierden ciertos nutrientes. El mejor modo de cocinar vegetales es pochados, asados o a la parrilla con aceite de oliva, o cocinados de tal modo que el caldo sea vuelto a absorber por el alimento.

Asar vegetales en aceite de oliva es sencillo y saludable, además de una combinación que va bien en cualquier época del año. Ase en una bandeja hinojo, cebolla cortada en rodajas, brócoli o cogollos de coliflor, o un colirrábano entero de pequeño tamaño, y riéguelo todo con aceite de oliva. Envuelva zanahorias enteras o remolachas en papel de horno y añada pimienta y aceite de oliva antes de asar. Guise a fuego lento endivias, puerros o hinojo en una fuente tapada, con un chorro de aceite y algo de caldo casero.

ASADO VEGETAL

A continuación les ofrecemos algunas sugerencias para combinar verduras y hortalizas y asarlas con aceite de oliva.

- **Combinado caribeño**: Escoja dos o tres ingredientes entre ñame, boniato, plátano grande (para cocinar), eddoe o taro, frutipan y berenjena. Sazónese con guindilla picada o pimienta de Jamaica.

- **Raíces de invierno**: Escoja dos o tres ingredientes entre patata, zanahoria, chirivía, nabo, nabo sueco, apio, remolacha, colirrábano, puerro y cebolla. Condimente con salvia seca o tomillo.

- **Combinado mediterráneo**: Escoja dos o tres ingredientes entre pimiento verde, amarillo o morrón, calabacín, berenjena, tomate e hinojo. Condimente con ajo, romero o piñones.

Pilar 2.– Cereales integrales y legumbres

Los cereales suponen el segundo pila de la dieta del aceite de oliva, aportan carbohidratos con un bajo índice glucémico y son una importante y saludable fuente de energía. Por el contrario, los cereales refinados son nocivos para la salud.

Los cereales integrales pueden adquirirse molidos, en copos o enteros, pero su «cascarilla» o salvado se mantiene, por eso contienen mucha más fibra que sus equivalentes procesados. La fibra ralentiza el ritmo de absorción de azúcares y reduce el riesgo de obesidad, diabetes, hipertensión, cáncer de colon y niveles altos de colesterol LDL. Además de contener fibra, los cereales integrales aportan una importante cantidad de vitaminas, minerales y otros nutrientes.

Los cereales integrales, al ser ricos en hidratos de carbono, e veces se contemplan como contribuidores a la ganancia de peso. No obstante, esta visión no diferencia entre ellos y los carbohidratos procedentes de alimentos procesados en fábricas que dominan la industria alimentaria.

Alubias, lentejas y similares, son semillas leguminosas. Estas son plantas que producen las simientes dentro de una vaina. Son muy nutritivas, contienen fibra, vitaminas, minerales y antioxidantes.

Ingredientes

El trigo es el cereal dominante en Europa, y en su mayor parte se oferta molido en harina o procesado en pan. Siempre que sea posible, escoja harina, pan y pasta integral en vez de harina refinada o pan blanco, pues tienen un índice glucémico más alto. Para hornear, emplee una mezcla de harina blanca e integral. Por supuesto, hay recetas que solo saldrán bien empleando harina blanca, así que reserve esos platos para ocasiones especiales.

La mayoría de pastas y cuscús están elaborados con harina de trigo refinada, pero usted puede adquirir pasta integral y diferentes variedades de fideo, de Japón o cualquier otro lugar, elaborados con harinas integrales de trigo, alforfón o centeno. Recuerde que la pasta integral tardará algo más de tiempo en cocer que la blanca.

PROPUESTAS DE SALSAS PARA PASTA, RÁPIDAS Y SENCILLAS

Mezcle la pasta *al dente* con cualquiera de estas deliciosas y saludables combinaciones:

- Un chorro generoso de aceite de oliva y pique un puñado de hierbas aromáticas frescas.
- Filetee guindillas o ajos y saltéelos en aceite de oliva.
- Prepare con antelación salsa de pesto o cilantro.
- Pasta de aceitunas verdes o negras, o de tomates secos, con un poco de aceite de oliva.
- Machaque ajos y saltéelos con alcaparras y anchoas en aceite de oliva.
- Migas de pan fritas, crujientes, mezcladas con queso parmesano recién rallado.
- Combine semillas, como sésamo, calabaza y girasol, tuéstelas en una sartén seca y mézclelas después con aceite de oliva.

— Trigo integral: Se emplea para elaborar bulgur y trigo roto, y ambas formas pueden emplearse igual que el arroz. El trigo roto consiste en granos secos y machacados. El bulgur se elabora cociendo primero los granos, secándolos después y machacándolos a continuación. El bulgur cuece mucho más rápido que el trigo roto. También puede añadirse al agua hirviendo o emplearse crudo.

— Arroz: El arroz, uno de los alimentos básicos más importantes del mundo, como la pasta, es un ingrediente conveniente y natural. Puede encontrarse en su forma integral o, con más frecuencia, descascarillado. También es posible encontrarlo en copos y harina. Recuerde que el arroz integral, moreno, tarda más tiempo en cocer que el arroz blanco.

— Avena: Un alimento tradicional de las regiones septentrionales y la base de las gachas, la avena se presenta en copos (los célebres copos de avena) de diferentes grosores: fino, medio y grande. Todos son integrales. El beta glucano de la avena puede reducir el nivel de colesterol.

— Cebada y centeno: No es habitual encontrar los granos enteros y suelen comercializarse molidos en forma de harina o copos. Como cualquier cereal integral, tardan bastante tiempo en empaparse lo suficiente para ablandarse, e incluso hervidos resultan correosos. La cebada perla es el grano descascarillado.

— Mijo: Es un grano muy consumido en África y de fácil preparación. Se presenta como grano entero o en copos, y se cocina igual que el arroz.

— Alforfón y quínoa: Aunque su modo de empleo es muy parecido, en realidad no son cereales. El consumo de alforfón es habitual en Rusia. Puede encontrarse en grano o tostado, el llamado *kasha*. Ambas presentaciones pueden cocinarse y servirse como el arroz, o se pueden moler y hacer harina para hornear. La quínoa se presenta como grano integral y se puede cocinar como el arroz o el mijo.

— Legumbres: Todo tipo de alubias, guisantes o garbanzos son buenos ejemplos de legumbres que suponen una incorporación muy útil a un plato de vegetales frescos. Pueden adquirirse secas o envasadas. La última opción es la más conveniente, pero asegúrese de que no se han envasado en salmuera o contienen aditivos tales como conservantes. Algunas legumbres, como los garbanzos, se pueden moler para harina y empleados en la elaboración de un excelente rebozado (no necesita huevo) para freír vegetales o preparar especialidades hindúes como *bhujia* y *dosa*.

Ciertas legumbres secas necesitan ponerse a remojo antes de cocinarse. Esto se debe a que su cáscara no estará preparada para absorber el agua durante el proceso de cocción a no ser que antes haya estado en remojo durante horas. No es el caso de las lentejas, los guisantes y el mungo. No almacene legumbres durante demasiado tiempo. Se pondrán rancias y no se cocinarán bien. No añada sal al agua donde cueza las legumbres. Las endurece. Una buena idea sería cocinar más de lo que necesite y congelar el resto en recipientes con raciones de cien o ciento cincuenta gramos para emplearlas en el futuro.

Mucha gente cree que los cacahuetes son frutos secos pero, en realidad, son legumbres y crecen bajo tierra. Se combinan muy bien con cereales, como el trigo, para añadir más proteína de la que aportaría cualquier otro ingrediente. Esto puede ser interesante para planificar una dieta vegetariana o vegana. Los cacahuetes suelen consumirse salados, como un tentempié, pero es mejor adquirirlos sin sal y usarlos como condimento de platos, ensaladas o como mantequilla de cacahuete para salsas como la del *saté*.

Pilar 3.– Pescado y aves de corral

El pescado es una fuente de proteínas muy saludable, así como de grasas poliinsaturadas omega-3, que son esenciales para nosotros. Es importante equilibrar el exceso de grasas omega-6, que con tanta frecuencia se encuentran en la comida procesada, con el consumo regular de grasas omega-3. El pescado azul contiene más omega-3 que el blanco, pero cualquier pescado es una buena fuente de nutrientes y poseen una cantidad relativamente baja de calorías y grasas saturadas.

Las aves de corral deben ser consumidas con más frecuencia que las carnes rojas. Por lo general su carne blanca es baja en grasa saturada y una buena fuente de proteínas y minerales.

Ingredientes

Los vegetarianos, que no consuman ningún tipo de carne, encontrarán fuentes saludables de proteína en otros alimentos, de modo que la carne puede considerarse una opción.

— Pescado azul: Incluye el salmón, la trucha, la caballa, la sardina y la anchoa. Algunos de estos pescados están disponibles enlatados. Son preferibles los envasados en aceite de oliva o en agua que en escabeche.

— Calamar y marisco: Son buenas fuentes de omega-3. Las gambas, como los huevos, contienen por naturaleza una gran cantidad de colesterol pero el dato no debe preocuparnos, pues la cantidad del colesterol encontrado en los alimentos no es un indicador válido del colesterol LDL en nuestro cuerpo. Son buenos alimentos si se consumen con moderación.

— Pescado: El ambiente en el que crece el pescado es importante para la salud. Se ha informado de un nivel creciente de mercurio, un elemento potencialmente peligroso, en algunos pescados capturados, sobre todo, en zonas contaminadas de mares u océanos. Esto es muy preocupante en el mar Mediterráneo. El mejor modo de evitar consumir los elementos químicos potencialmente peligrosos hallados en el pescado es variar el tipo y escoger los de menor tamaño o marisco. Los peces grandes están situados en la cima de la cadena trófica, donde la concentración de toxinas es más elevada.

— Aves de corral: Pollo, pavo, gallina de Guinea, pato y también faisán, pato salvaje y otras aves de caza son las mejores opciones para incluir carne en la dieta del aceite de oliva. Al comprar aves criadas en granja, es importante tener en cuenta cómo se han criado y su alimentación. Debe evitarse el consumo de los llamados pollos de «batería».

El mejor modo de consumir casi cualquier ave es estofada con aceite de oliva. Es un plato de rápida elaboración y se puede dejar que se haga solo.

RECETAS DE ESTOFADO

Pruebe algunas de estas deliciosas combinaciones. Cueza los ingredientes a fuego lento en una olla cerrada, con una buena cantidad de aceite de oliva virgen extra y un chorrito de vino, zumo de limón o vinagre y sirva el jugo como salsa de acompañamiento.

- Pollo con dientes de ajo enteros y cuñas de limón.
- Gallina de Guinea con rodajas de pimiento morrón.
- Codorniz con ramilletes de mejorana fresca.
- Pato salvaje con cuñas de naranja.
- Pata de pavo con ajo y granos de pimienta negra.

— Carne roja: También existe la posibilidad, para quienes gusten, de consumir carne roja como cerdo, cordero y buey. Con la carne es importante preguntarse qué se está comiendo. La carne de animales criados en libertad y alimentados con pasto posee una proporción de grasa y otros nutrientes mucho más saludable que la de los animales destinados a la producción cárnica que sigue métodos «industriales». Estos últimos son alimentados con una dieta basada en cereales, en vez de pastando distintas hierbas y plantas.

Por supuesto, la carne de los animales criados en libertad es más cara, pero la solución está en adquirir cantidades menores. Empléela para añadir interés y sabor a un plato rico en vegetales y carbohidratos. La caza también es una buena opción, aunque algunos cortes de venado, por ejemplo, pueden ser bastante secos y necesitan marinar primero y después un cocinado a fuego lento. Lo cierto es que una dieta saludable incluye pequeñas cantidades de carne roja y, por tanto, es recomendable que las carnes de buena calidad se preparen con aceite de oliva virgen extra.

Pilar 4.– *Queso y yogur de oveja o cabra*

Los productos lácteos son una gran fuente de proteína, calcio y vitamina D, y se incluyen como uno de los pilares de la dieta del aceite de oliva. No obstante, los lácteos elaborados con leche de oveja o cabra son más recomendables que los obtenidos con leche de vaca. Esto se debe a que contienen ácidos grasos saturados de cadena media y no de cadena larga, que son los que incrementan el nivel del nocivo colesterol LDL. Los productos lácteos fermentados, como quesos y yogures, también contienen mucha menos lactosa, un componente con alto índice glucémico. Aquí debemos incluir los huevos.

Ciertas variedades de queso tradicional todavía se elaboran con leche cruda (no pasteurizada) y están ganando interés y popularidad entre los consumidores, no solo por su sabor, sino también por sus posibles efectos benéficos en la salud. El Roquefort, del sur de Francia, y algunos manchegos españoles, ambos quesos de oveja, se elaboran sin la intervención del proceso calorífico de la pasteurización. No obstante, muchos quesos suaves, pasteurizados o no, no son recomendables para personas más susceptibles a las infecciones, como las mujeres embarazadas.

Algunos científicos señalan que las bacterias que serían destruidas si no fuese por el proceso de la elaboración del queso pueden ser importantes para nuestra salud. Las poblaciones de bacterias que de modo natural cubren las paredes de nuestro intestino pueden ejercer influencia en dolencias tales como la artritis o la obesidad. Estamos empezando a conocer la importancia de la llamada «flora intestinal». La interacción entre los microbios que de modo natural crecen en nuestro intestino, los contenidos en alimentos como los lácteos fermentados y los alimentos que consumimos son objeto de cada vez más investigaciones.

El aceite de oliva se ha mostrado como un factor muy saludable en esta relación compleja y simbiótica, donde un buen número de bacterias descomponen las grasas del aceite de oliva en sustancias particularmente beneficiosas.

Ingredientes

En la elaboración tradicional de productos griegos como el yogur y el queso feta se emplea leche de cabra u oveja, y muchas de las marcas griegas todavía lo hacen. No obstante, el yogur al estilo griego y los quesos feta y halloumi producidos en otros lugares se elaboran a menudo con leche de vaca. Si usted va a comprar uno de ellos, asegúrese de que no contiene azúcares añadidos. Al reducir el contenido graso de algunos productos lácteos, se les añade azúcar para mejorar el sabor. Se anuncian alimentos bajos en grasa como productos saludables pero, en realidad, puede que no sean tan beneficiosos.

QUESOS DE CABRA Y OVEJA

A continuación les ofrecemos una lista de quesos elaborados normalmente con leche de cabra u oveja. Lea las etiquetas para estar absolutamente seguro.

- Banon, Beenleigh azul.
- Cabra, Cabrales, Cacciota, Canestrao, Cabicou, Chevre, Coleford azul, Crottin de Chavignol.
- Feta.
- Halloumi.
- Lanark azul.
- Malvern, Manchego.
- Parmesano, Pecorino, Picos.
- Ragstone, Roquefort.
- Sharpham, Spenwood, St. Mauré.
- Vulscombe.

Pilar 5.– *Vino, agua y té*

El vino es un producto básico en la cultura de muchas regiones donde crecen los olivos donde, a menudo, viñas y frutales están situados junto a los olivares. El vino ha sido famoso por su capacidad para curar y proporcionar buena salud desde hace tanto tiempo como el aceite de oliva. El consumo regular de una cantidad moderada de vino tinto está vinculado a un menor índice de enfermedades coronarias y apoplejías. Las uvas rojas, al igual que las aceitunas, contienen antioxidantes polifenólicos como la procianidina, que después pasan al vino. Estos antioxidantes se producen en ambas plantas como respuesta a varios tipos de estrés.

Algunos sostienen que los antioxidantes del vino pueden explicar la llamada «paradoja francesa»: los bajos índices de enfermedades coronarias en Francia a pesar de una dieta rica en grasas saturadas. Aunque se enfatizan más los beneficios del vino tinto, en el blanco hay muchos polifenoles también beneficiosos para la salud. Por supuesto, el vino contiene alcohol, que puede ser nocivo porque al descomponerse aumentan los niveles de acetaldehído en sangre. El consumo moderado de vino, sobre todo con las comidas, reduce el riesgo de sufrir el daño del alcohol y, en general, su efecto es beneficioso.

Los líquidos son muy importantes para prevenir la deshidratación, sobre todo en climas cálidos. La solución es el agua y el té. Las diferentes variedades de té contienen muchos compuestos saludables con propiedades antioxidantes, antiinflamatorias y antibacterianas. El té negro y el té verde contienen catequina, un antioxidante polifenólico capaz de reducir el riesgo de sufrir enfermedades coronarias, la hipertensión y el colesterol, pero no son los únicos; otras hierbas, como la manzanilla, el jazmín o el griego «té de la montaña».

Pilar 6.– *Hierbas aromáticas y especias*

Una cocina provista de una amplia selección de hierbas y especias creará un comedor lleno de sabor y reducirá la necesidad de sal para realzarlo. Añádanse a eso las diferentes propiedades saludables de muchas hierbas y especias, y cada comida contribuirá a su bienestar. Especias «fuertes» como la canela, la mostaza o las guindillas son particularmente ricas en antioxidantes, y también lo son otras más «terrosas» como la alholva o la cúrcuma.

Ingredientes

Adquiera tanta variedad de hierbas y especias como pueda, pero tenga en cuenta que ni siquiera las hierbas secas duran para siempre; si no es muy probable el empleo de una hierba determinada, no la adquiera o compre una cantidad pequeña. Muchas hierbas y algunas especias pueden encontrarse frescas; si tal fuese su preferencia, conserve una buena colección en su refrigerador o congelador.

— Hierbas: El sabor y aroma de las hierbas secas suele ser más potente y concentrado que el de las frescas, y será necesaria menos cantidad. Aproximadamente una cucharilla de hierbas secas puede equivaler a una cucharada de hierbas frescas picadas. Ciertas hierbas no secan bien, y algunos de sus sabores cambian o se pierden. Entre ellas se encuentran la albahaca, el perejil y la hoja del cilantro.

— Esencias: En las especias se incluyen guindillas secas o molidas, jengibre, también fresco o molido, semillas de comino y de cilantro, una combinación de hierbas, un buen curri en polvo o *garam masala*. Entre las hierbas aromáticas esenciales destacan la albahaca, el cilantro, el perejil, el tomillo seco o fresco, el romero, el orégano, el eneldo y el estragón.

Pilar 7.– Fruta, miel, frutos secos y semillas

El último pilar de la dieta del aceite de oliva ofrece una gran versatilidad a nuestro régimen alimenticio al incluir frutas, miel, frutos secos y semillas. Todos estos alimentos pueden combinarse y emplearse como postres, se pueden incorporar en platos sabrosos, también añadirse a las gachas, al muesli o, sencillamente, consumirlos como un saludable tentempié.

Las frutas, como las verduras y hortalizas, son ricas fuentes de antioxidantes. Estos nos protegen frente al daño oxidativo de células y ADN, que puede derivar en la aparición de diversas enfermedades, entre ellas el cáncer. La alta acidez de los cítricos también ayuda a controlar el índice glucémico de los alimentos después de una comida. Este efecto, a su vez, puede ayudar a prevenir la obesidad y la diabetes.

Las frutas contienen azúcar, por supuesto, a menudo en formas más simples que las de los carbohidratos complejos que predominan en los vegetales. Estos azúcares simples no pueden ocasionar una subida del nivel de glucosa en sangre debido a los fibrosos y más complejos hidratos de carbono que cubren las paredes celulares y otras partes estructurales de la fruta. Estos compuestos contienen y se vinculan a los azúcares simples, reduciendo así su absorción. Al igual que otras plantas fibrosas, también reducen la absorción de colesterol y mejoran la función intestinal.

La miel se ha empleado durante miles de años en su versión cruda como edulcorante natural, aunque pueda causar enfermedades y deban evitar su consumo los niños menores de un año. La miel contiene fructosa, glucosa y otros azúcares complejos. También posee pequeñas cantidades de antioxidantes que han demostrado tener efectos antibacterianos.

No se considera dañina una pequeña cantidad de miel empleada como edulcorante. No obstante, en la elaboración de la miel se puede haber incluido un proceso de calentamiento para obtener un producto claro, y eso puede reducir los niveles de nutrientes, así que busque miel «cruda» o miel de panal como primera opción.

Aunque ciertas personas tengan que evitar los frutos secos debido a las alergias, estos alimentos son una parte importante de nuestra dieta. Contienen una cantidad variable de grasas monoinsaturadas omega-3, vitaminas, minerales y antioxidantes y, además, son una fuente rica en proteínas y fibra. Otras personas evitan los frutos secos porque son relativamente altos en calorías, como el aceite de oliva, y por eso se cree que contribuyen a la obesidad. De hecho, el estudio Predimed muestra reducciones de hasta un tercio en infartos de miocardio, apoplejías y mortalidad general gracias el seguimiento de una dieta de estilo mediterráneo suplementada con una cantidad adicional de aceite de oliva virgen extra y también muestran un dramático descenso de estas enfermedades si está enriquecida con frutos secos.

Ingredientes

— Fruta: Para obtener los mejores resultados, adquiera cada semana la mayor variedad posible de fruta, incluidos productos secos y congelados. La fruta seca añade variedad a la dieta y solo contiene un poco más de azúcar que la fruta fresca.

ANTIOXIDANTES DE LA FRUTA

Como las verduras y hortalizas, el pigmento que proporciona el color rojo, azul, naranja o púrpura, contenido en la piel y la carne de las frutas, aporta flavonoides, carotenoides y otros compuestos polifenólicos.

- **Verde**: Las frutas verdes suelen contener la luteína, un fitonutriente antioxidante. Entre ellas se cuenta el kiwi, la manzana verde, la fruta de la pasión, el higo verde y la ciruela claudia.
- **Rojo y púrpura**: Las frutas de color oscuro contienen procianidina y resveratrol. Entre ellas se encuentran las fresas, frambuesas, pasas de Corinto negras y blancas, zarzamoras y ciruelas. Cuanto más largo sea el proceso de maceración durante la producción vinícola, mayor será la concentración de esos componentes considerados capaces de desarrollar ciertas funciones en la regulación de la glucosa y la prevención de enfermedades coronarias y cánceres.
- **Naranja y amarillo**: Las frutas de color brillante contienen antioxidantes carotenoides. Ejemplos de ellas serían las naranjas, mandarinas y otros cítricos; también los melocotones, mangos, albaricoques y ciertas variedades de melón.
- **Blanco**: Las frutas pálidas contienen flavonoides como la quercetina. Entre ellas se cuentan las manzanas, las peras y algunas variedades de melón. Siempre que sea posible, consuma la piel.

Hoy en día, la variedad de fruta seca disponible es muy amplia, incluyendo en ella manzanas, peras, albaricoques, ciruelas, mangos, arándanos, pasas y pasas sultana (o de Esmirna). Quizá la fruta seca necesite estar a remojo antes de su consumo. Esto se logra teniéndola toda la noche en agua fría, o dos horas en agua hirviendo. Es preferible este último sistema pues pocos nutrientes se pierden en el agua del remojo. Emplee fruta seca «lista para comer» como azúcar añadido.

— Frutos secos y semillas: Incluir nueces en la dieta es bueno para la salud de los vasos sanguíneos; almendras y avellanas han demostrado poder incrementar la sensación de satisfacción después de comer y, de ese modo, reducir el riesgo de almacenar grasa abdominal. Su consumo también puede ayudar a regular el nivel de glucosa en sangre.

Además, las semillas son una buena fuente de fibra, vitaminas, grasas poliinsaturadas omega-3 y omega-6 y minerales como hierro, cinc, magnesio y selenio. Las semillas de sésamo y la pasta tahini, elaborada con semillas molidas de sésamo son fuente excelentes de calcio y magnesio. También contienen polifenoles, como la lignina.

El mejor modo de consumir los frutos secos es sin sal y con la cáscara intacta. Los beneficiosos nutrientes contenidos en la superficie marrón de las almendras se pierden si el fruto seco es «pelado» y fileteado. También es posible adquirir almendras y avellanas molidas con la cáscara.

Las semillas y frutos secos con altos niveles de ácidos grasos poliinsaturados, como las nueces y las pipas de girasol, se deterioran bastante rápido. Adquiera poca cantidad y no la almacene en su despensa durante demasiado tiempo.

RESUMEN

1. La dieta del aceite de oliva es rica en grasas monoinsaturadas con el añadido de una cantidad importante de ácidos grasos omega-3 para proporcionar un buen equilibrio con los omega-6.

2. Sus carbohidratos suelen tener una carga glucémica baja, pues se endulza con miel y fruta y no con azúcares refinados.

3. La dieta del aceite de oliva es una dieta posible de seguir a largo plazo, basada en ingredientes vegetales frescos, sin procesar, y equilibradas combinaciones ricas en antioxidantes.

4. La combinación de ingredientes en la dieta del aceite de oliva cambia el modo en que son absorbidos e incrementa la disponibilidad de otros componentes beneficiosos.

5. Se trata de una dieta inclusiva cuyo objetivo es conseguir lo mejor de todo lo ingerido en vez de excluir alimentos considerados nocivos.

6. La dieta del aceite de oliva ofrece un excelente cuadro de macronutrientes, con carbohidratos, grasas y proteínas de buena calidad, junto a una abundante cantidad de micronutrientes, como vitaminas, minerales, rica en componentes antioxidantes.

2. PUESTA EN PRÁCTICA DE LA DIETA DEL ACEITE DE OLIVA

Incluso la combinación de alimentos más simple aderezada con aceite de oliva virgen extra puede demostrar que es saludable. El sofrito, por ejemplo, es la clásica salsa de zanahorias, cebollas y apio picado, pochada en aceite de oliva virgen extra y empleada como aderezo básico de muchos platos italianos. Un sofrito algo más elaborado es la mezcla de aceite de oliva virgen extra, ajo, tomate, cebolla y pimiento empleada en España y Portugal. Ambos contienen varios compuestos antioxidantes fenólicos y buenos niveles de vitamina C y E.

Todavía más importantes para la salud son las interacciones de las comidas dentro del conjunto de la dieta. La dieta del aceite de oliva está pensada para proporcionar una combinación de alimentos que maximice el efecto benéfico sobre la salud y minimice el daño causado por los productos químicos a los que estamos expuestos. Además, sus recetas y propuestas de menú se han diseñado para que sea muy sencillo elaborar comidas que contengan de modo natural la cantidad diaria recomendada de dos cucharadas o más de aceite de oliva virgen extra y se consuman sin notarlo. El resultado final es un estilo de vida atractivo y también muy sano gracias a los beneficios aportados por la interacción del aceite de oliva y los alimentos integrales.

Planificación de menús

Emplee los Siete Pilares de la Dieta del Aceite de Oliva como medio de inspiración para diseñar sus menús y planificar la compra, e incluya con regularidad algo de cada uno de los pilares. Comience con una combinación sencilla elaborada con ingredientes de dos o tres pilares (verduras y hortalizas de colores; pescado, hierbas aromáticas y especias, o productos lácteos, frutas y semillas) para cocinar un plato principal o una propuesta de dos o tres platos. Escoja recetas de elaboración rápida y sencilla e intente otras más complejas cuando disponga de tiempo.

Añada un entrante, guarniciones y quizá incluso un postre al plato principal escogiéndolos, por supuesto, entre los elementos de los Siete Pilares de la dieta y, así, maximizando los beneficios de combinar diferentes alimentos con aceite de oliva. Además, estará preparando deliciosas comidas para sus amigos y familiares.

Haga sencillo lo cotidiano

A continuación, le sugerimos algunas ideas para que pruebe platos con distintas combinaciones.

Pescados y mariscos

— Huevos, gambas, una combinación de hierbas aromáticas frescas y patatas nuevas: Cocine una tortilla con los huevos, las gambas y las hierbas aromáticas y acompáñela con dados de patatas nuevas fritas en aceite de oliva virgen extra.

— Filetes de salmón, arroz integral, eneldo, zumo de limón y verduras de colores: Haga el salmón a la parrilla y riéguelo con un aderezo de eneldo, zumo de limón y aceite de oliva virgen extra. Sirva el pescado aderezado sobre una cama de arroz integral y acompañe con la combinación de verduras.

— Calamar, lima, guindillas, rúcula y espinaca: Se deja marinar el calamar en un líquido compuesto de aceite de oliva, zumo de lima y guindilla. Después se marca en la parrilla se presenta sobre una ensalada de rúcula y hojas de espinaca pequeña aliñada con la pulpa de la lima y más aceite de oliva virgen extra.

— Rape, gambas, jengibre fresco, zanahoria, fideos chicos y cebolletas: Corte los vegetales en juliana y saltee con el aceite de oliva virgen extra y el pescado. Condiméntelo con una combinación de cinco especias en polvo y sírvalo sobre una cama de pasta.

— Caballa, manzana verde, berros, piñones y limón: Cocine ligeramente la caballa y sírvala en una cama de berros, manzanas picadas y piñones tostados con finísimas rodajas de corteza de limón, y sazónelo con aceite de oliva virgen extra y zumo de limón.

Carnes

— Pollo en trozos, espinacas, berros, nueces, remolacha, limón y condimento cajún: Fría el pollo sazonado con el condimento cajún y sírvalo con una ensalada elaborada con el resto de ingredientes aliñada con aceite de oliva virgen extra y vinagre de vino blanco.

— Pollo, cebollas, ajo, patatas y romero: Corte el pollo en trozos pequeños, con el hueso, y áselo en una bandeja de horno junto con las cebollas y patatas cortadas, coronado todo con ramitas de romero y una buena cantidad de aceite de oliva virgen extra.

— Pechugas de pollo, mostaza, estragón y una combinación de tubérculos: Marine el pollo con la mostaza, el estragón y aceite de oliva virgen extra, sírvalo asado en papel de horno junto a las verduras asadas en la bandeja.

— Escalopines de solomillo, calabacín, puerros, cebolla roja, boniatos y ajo: Marine la carne en aceite de oliva virgen extra, hierbas aromáticas secas y pimienta negra. Fríalo. Corte las hortalizas en dados y áselas con aceite de oliva.

— Chuletillas de cordero, naranjas, miel, tirabeques, judías verdes pequeñas, patatas nuevas y mostaza: Se pone el cordero a marinar en un líquido elaborado con aceite de oliva virgen extra, cáscara de naranja, zumo de naranja y miel. Áselo a la parrilla. Sírvalo con las verduras salteadas en aceite de oliva y las patatas nuevas machacadas y condimentadas con granos de mostaza.

Vegetarianas

— Queso feta, pimientos verdes y morrones, pepino, tomates y zumo de limón: Prepare una ensalada con las hortalizas y alíñela con aceite de oliva y zumo de limón. Añada el queso feta cortado en dados y condimente con mejorana fresca.

— Garbanzos, espinacas, maíz enano y tomates en conserva: Deje los garbanzos toda la noche a remojo. Cuézalos a fuego lento junto con los demás vegetales, el tomate y aceite de oliva virgen extra. A fuego lento la comida estará lista a la hora de la cena.

— Roquefort, endibias, brotes de guisantes, nueces y vinagre de Jerez: Prepare una ensalada con las endibias, los brotes y las nueces, deshaga el roquefort por encima y aliñe con aceite de oliva virgen extra y un poco de vinagre de Jerez.

— Hinojo, cebollas rojas, endivias, ajo, almendras en copos o molidas, yogur griego: Pique el hinojo y la cebolla y áselos en una bandeja junto con las hojas de los cogollos cortados por la mitad, a lo largo, los dientes de ajo enteros y los copos de avellana, todo ello bien regado con una generosa de aceite de oliva virgen extra. Sírvalo con yogur griego sin azúcar.

— Rúcula y una selección de hortalizas de hoja para ensalada, queso parmesano, avellana, tomates secos e higos secos: Prepare una ensalada con las hortalizas y cubra con virutas de parmesano, avellana tostada, los higos picados y tiras de tomate seco. El plato se aliña con aceite de oliva virgen extra y un buen vinagre balsámico.

Dulces y postres

El último pilar de la dieta del aceite de oliva nos señala el camino hacia la elección de un postre saludable. La fruta fresca y de temporada suponen un postre rápido y sencillo y, además, numerosos estudios han demostrado los beneficios derivados del consumo diario de varias piezas de fruta.

Hoy en día, la variedad en la oferta de fruta fresca es enorme y las bayas, junto con otras frutas, también pueden adquirirse congeladas fuera de temporada. Una macedonia de frutas, quizá con algo de yogur de oveja o cabra, es una deliciosa manera de terminar, o comenzar, la jornada.

ELABORANDO POSTRES CON FRUTA
Y ACEITE DE OLIVA

Bandejas de fruta en rodajas

Escoja sus frutas y alíñelas con un chorro de aceite de oliva virgen extra y algunas hierbas aromáticas frescas o un pellizco de especias. A continuación, algunas propuestas más:

- Naranjas con miel y romero
- Piña con jengibre cortado en rodajas muy finas y una pizca de canela
- Kiwi y fresas con menta
- era y mango con frutos secos tostados.

Pinchos de fruta asada

Marine la fruta en una mezcla de aceite de oliva virgen extra, zumo y un poco de miel. Cocine en la parrilla del horno en invierno y a la barbacoa en verano. Haga cualquier combinación que desee con las siguientes frutas: trozos de plátano, albaricoques cortados a la mitad, cuñas de pera, fresas, kiwi cortado en cuartos, bolitas de melón y trozos de piña.

Frutas al horno

Añada un chorro de aceite de oliva y ase durante diez o quince minutos en un horno caliente. Este método es muy útil cuando la fruta no acaba de madurar. Pueden emplearse frutos secos y semillas enteras para hacer una excelente cobertura.

— Chocolate: La buena noticia para los chocoalcohólicos es que una pequeña cantidad de chocolate negro es compatible con la dieta del aceite de oliva. Se ha demostrado que gracias a su equilibrio entre grasas saturadas y monoinsaturadas, el cacao no incrementa los niveles de colesterol. También es rico en antioxidantes. Luego, el chocolate que contenga un elevado porcentaje de cacao no es tan nocivo como pudiese parecer a primera vista.

Tentempiés y golosinas

Muchos tentempiés contienen demasiada sal y gran cantidad de ingredientes sin valor nutritivo. A continuación les sugerimos varias ideas para picar algo que no esté cargado de sal o azúcar.

— Un puñado de frutos secos sin sal.
— Una combinación de frutos secos y semillas.
— Verduras u hortalizas crujientes, crudas.
— Tomates cereza
— Una combinación de fruta seca.
— Aceitunas verdes y negras.
— Un plátano, una pera o una manzana.

Desayuno

Los cereales integrales sin aditivos, las gachas de avena o un muesli elaborado con copos de avena, cereales integrales, frutos secos y fruta fresca o seca pueden ser desayunos muy saludables. Si dispone de tiempo, podría desear añadir al menú de desayuno una magdalena integral con frutas, una tostada de pan de soda, tortitas de plátano o torrijas; elaborado todo con aceite de oliva.

En las regiones productoras de aceite, el desayuno tradicional consiste en una tostada de pan untada con aceite de oliva virgen extra, quizá frotada con tomate, ajo e incluso miel, y puede que una porción de queso de cabra para acompañar.

Menús semanales

El principal menú diario en una semana corriente, apto para consumir como almuerzo o cena, debería incluir una cierta variedad de platos vegetarianos como sopas, pasta y arroz con huevos, queso y yogur; dos principales de pescado y otros dos de ave de corral, y limitar la carne roja a una comida semanal o menos.

La mejor estrategia consiste en abrir el rango de ingredientes e imaginación tanto como sea posible. No hace falta continuar con el viejo modelo de «carne con un par de vegetales». Dos o tres platos del mismo peso pueden componer una comida muy atractiva. Piense en las carnes y los pescados como en ingredientes para realzar el sabor y no como la estrella del plato. Tampoco es necesario cocinar todos los componentes de cada plato. Las carnes a la parrilla y los pescados pueden ir muy bien con una cama de ensalada de hojas o verduras crudas. La fruta fresca también puede emplearse en platos salados, fríos o calientes.

A continuación les presentamos varios menús elaborados a partir de las recetas recogidas en la sección titulada «recetas para el bienestar».

Vegetariano

Menú 1

- Ensalada templada de hortalizas a la parrilla (véase p. 183).
- Buñuelos de queso griego con remolacha (véase p. 219).
- Damas de honor (véase p. 247).

Menú 2

- Ensalada de pecorino con fruta y aceitunas (véase p. 195).
- Cavatelli con habas y guisantes (véase p. 218).
- Yogur con tomillo y miel.

Menú 3

- Sopa al *pistou* (véase p. 204) con picatostes de pan de soda (véase p. 255).
- Peras guisadas con jengibre y uvas pasas (véase p. 244).

Menú 4

- Arroz pilaf con huevo (véase p. 168) acompañado de lentejas al curri (véase p. 171) y ensalada de tomate.
- Macedonia.

Menú 5

- Macedonia de tres frutas (véase p. 187).
- Asado de frutos secos envueltos en espinaca con salsa picante de yogur (véase p. 222) con guisado de endivias.
- Pinchos de frutas asada (véase p. 143).

Vegano

Menú 1

- Ensalada de aguacate y uva con hierbas aromáticas frescas (véase p. 176).
- Plumas con pesto de brócoli (véase p. 216).
- Bandeja de rodajas de fruta (véase p. 143).

Menú 2

- Macedonia de tres frutas (véase p. 187).
- Cazuela libanesa de berenjena (véase p. 221) con *bulgur* de cilantro (véase p. 233).
- Galletas de plátano y dátiles.

Con pescado y marisco

Menú 1

- Un puñado de frutos secos sin sal.Sopa de apio y tomate con perejil (véase p. 203).
- Marisco frito especiado con fideos chinos (véase p. 224).
- Albaricoques con crujiente de sésamo (véase p. 246).

Menú 2

- Asado de lechuguitas romanas rellenas (véase p. 210).
- Salmón con jengibre y cebolletas sobre una cama de acelga arco iris (véase p. 230).
- Yogur griego con fresas.

Menú 3

- Ensalada de arenque y remolacha (véase p. 183), Ensalada de judías verdes con atún (véase p. 194) con escarola, berros y hojas verdes para completar.
- Plátanos fritos con semillas variadas (véase p. 242).

Menú 4

- Ensalada verde con vinagreta de aceite de oliva.
- Atún con ajo, judías verdes y guindilla (véase p. 225).
- Profiteroles (véase p. 248).

Con carne

Menú 1

- Tapenade de higos y aceitunas negras con ensalada de rúcula (véase p. 185).
- Pollo frito acompañado de una ensalada templada de quínoa (véase p. 180). albaricoques, limones encurtidos y ensalada verde.
- Dátiles y rodajas de naranja.

Menú 2

- Chuletillas de cordero con remolacha especiada (véase p. 238).
- Ración de pastel de zanahoria (véase p. 249).

Menú 3

- Caldo de garbanzos con cilantro (véase p. 200) y tostadas de parmesano.
- Chuletas de cordero con patatas al limón y eneldo, y brócoli con pimiento morrón y avellanas.
- Tortitas de plátano (véase p. 244).

AÑADIENDO MÁS ACEITE DE OLIVA VIRGEN EXTRA AL MENÚ

A continuación, les ofrecemos algunas propuestas para incrementar la ingesta de aceite de oliva virgen extra.

- Sirva como entrante una taza de aceite robusto con tiras de zanahoria y pepino para mojar.
- Salpique el pan o las tostadas con aceite de oliva en vez de ofrecer pan y mantequilla en almuerzos y cenas.
- Salpique la tostada del desayuno con un poco de aceite y añada miel.
- Deje la botella de aceite sobre la mesa para condimentar sopas, pastas, guisos y verduras.
- Lleve una petaca con aceite de oliva cuando coma fuera o en el trabajo.

3. LA COMPRA DE LOS INGREDIENTES MÁS SALUDABLES

Una planificación previa hará de la compra una labor más rápida y sencilla y, además, nos librará de la tentación de incluir alguna lata de comida precocinada en la cesta cuando estamos faltos de tiempo. Tanto si le gusta realizar una compra diaria como si prefiere hacerla una vez los fines de semana, piense en las comidas que va a servir y tenga presente la imagen de los Siete Pilares de la dieta del aceite de oliva. Esto puede ayudarle a encontrar buenas combinaciones para los productos que estén de oferta ese día.

Alimentos frescos

La frescura es lo mejor para el aceite de oliva virgen extra y también para una amplia variedad de alimentos, como frutas, verduras y hortalizas. No siempre es fácil encontrarla. La cadena alimentaria puede ser muy larga y el producto cultivado a miles de kilómetros de casa quizá esté un poco pasado al llegar a la tienda. Incluso las hortalizas de producción local, como lechugas y berros, pueden tardar varios días en llegar a las estanterías del supermercado. En algunos casos se han registrado pérdidas de hasta el cuarenta y cinco por ciento de vitamina C desde el momento de la cosecha hasta la presentación en la mesa. Tenga en cuenta también la pérdida de nutrientes en hortalizas envasadas en paquetes de atmósfera modificada. Este sistema de envasado puede reducir la cantidad de nutrientes en las hojas y quizá no esté ingiriendo tanta vitamina C, y otros micronutrientes, como cree.

Por supuesto, en nuestro mundo moderno podemos conservar alimentos congelándolos o enlatándolos. No hay pruebas que indiquen que los vegetales frescos congelados, por ejemplo, sean nocivos o sufran una reducción de su calidad nutricional. Lo cierto es que, debido al factor tiempo, algunos productos (como los guisantes) son mucho «más frescos» congelados que los «frescos» de la estantería. Los productos congelados también tienen la ventaja de proporcionarnos la cantidad exacta en cualquier momento sin que el resto se derrame. Los alimentos envasados pueden ser tan sanos como los frescos. No obstante, muchos empaquetadores añaden sal o azúcar para realzar el sabor o alargar la vida del producto en la estantería, así que es importante leer las etiquetas en busca de estos u otros aditivos.

A menudo tenemos disponible todo el año una amplia variedad de productos procedentes de todas partes del mundo. El Reino Unido importa judías verdes de África y mangos de Sudamérica. En invierno hay fresas a la venta. Esta oferta puede resultar atractiva, pero quizá cause problemas a largo plazo. En muchas ocasiones la fruta no madura del modo adecuado y los sabores no siempre son buenos. Comprar productos de temporada de producción local es una decisión personal, por supuesto, tomada en muchas ocasiones para proteger el medio ambiente, apoyar a los agricultores y mercados de la comarca o conservar variedades únicas.

Aunque los alimentos biológicos puedan resultar más caros, existen pruebas que indican un posible contenido más elevado de antioxidantes y, además, están libres de pesticidas u otros residuos químicos.

Alimentos precocinados

Los alimentos precocinados y comidas procesadas han llegado a formar parte de la vida de la gente ocupada. Su oferta incluye productos como puré de tomate, guacamole y pasta de aceituna, que facilitan atajos para lograr platos más interesantes, además de salsas, platos de pasta o al horno, guisos, *pizza* y pasteles para completar la tartera. Estos alimentos a menudo están cargados de sal, azúcar y cereales refinados. También pueden contener ingredientes sin valor nutricional incluidos por la sencilla razón de alargar su vida en la estantería o realzar su sabor. Estos aditivos pueden ser dañinos y reducir de manera notable la probabilidad de obtener la mayoría de los beneficios aportados por una comida elaborada con sanos ingredientes naturales.

Como norma básica, lo recomendable es seleccionar siempre ingredientes que no estén envasados o procesados como comida «lista para consumir» por cuestiones de conveniencia y presentación. Las normas de etiquetado nos ayudan a conocer el contenido de nuestros alimentos, pero resulta evidente que cocinar desde cero para elaborar un plato, combinando ingredientes naturales e identificables, es el mejor modo de asegurar la pureza de los alimentos ingeridos.

Sin embargo, tener que cocinar cada día desde cero puede resultar difícil para muchos, además de consumir mucho tiempo. Si busca con atención, podrá encontrar en su tienda algunos platos preparados muy buenos, y con una oferta cada día más amplia, a medida que estas pequeñas compañías se introducen en el mercado, compitiendo con su oferta de carencia de aditivos e ingredientes potencialmente peligrosos.

Comience comprobando siempre la etiqueta y leyendo la lista de ingredientes antes de hacer la compra. Busque si el producto está libre de conservantes y condimentos artificiales. Calcule la cantidad añadida de sal y azúcar y evite compuestos como estabilizantes y emulsionantes, que no añaden nada al valor nutritivo del alimento. Otros compuestos que hay que buscar y evitar son el caramelo, el sirope de maíz, la fructosa, la dextrosa y la maltosa, todos ellos sinónimos de azúcares añadidos.

Conozca las marcas que se ajustan a estos criterios y busque otros productos de su oferta que le puedan interesar.

Alimentos listos para consumir dignos de buscar

A continuación les ofrecemos algunas ideas para emplear productos listos para consumir cuya elaboración supondría una importante inversión de tiempo, pero que pueden acelerar el cocinado y añadir interés a los platos.

— Salsa curri: Existen varias salsas elaboradas sin aditivos y pensadas para proporcionar el auténtico sabor del curri que usted podrá añadir a sus ingredientes frescos.

— Masa filo: Esta masa tan fina y crujiente es muy difícil hacerla y muy fácil emplearla. En la dieta occidental, masa es sinónimo de comida procesada alta en calorías y de escasa calidad. Sin embargo, la masa filo elaborada con aceite de oliva es saludable y deliciosa.

— Hummus: El hummus es un puré elaborado con garbanzos, que son ricos en antioxidantes y fibra. A menudo se añade tahini, o crema de sésamo, y ajo. Es un buen plato para untar, pero también puede servir de relleno de vegetales asados o para ligar hamburguesas y asados vegetales.

— Guacamole: El guacamole se elabora con pasta de aguacate mezclada con ajo, hierbas aromáticas y, de vez en cuando, tomate. Los aguacates son ricos en ácido oleico, fibra y potasio. Es un excelente plato para untar, pero también se puede emplear para rellenar o adornar pinchos vegetales fríos.

— Pasta de aceituna: Las aceitunas admiten gran variedad de ingredientes, como limón, hierbas aromáticas, ajo, alcaparras o tomates secos. La pasta de anchoa se elabora añadiendo aceite de oliva virgen extra y alcaparras. Unte una tostada con cualquiera de estas pastas y tendrá un buen aperitivo o tentempié. Empléelas también como base para cocinar platos de pasta.

— Puré de tomate: Está elaborado con tomates frescos, crudos (a veces cocidos), pelados y sin semillas. Es una excelente base para las salsas de la pasta y todas las salsas que lleven tomate. Empléelo en guisos, estofados y para hidratar vegetales asados.

— Pesto: El pesto consiste en albahaca picada muy finamente, ajo, queso parmesano y piñones. Es una buena salsa para la pasta. También se puede emplear para añadir interés a sopas y guisos. Incorpórelo cuando vaya a servir el plato.

— Frutos secos tostados: Se pueden encontrar algunas mezclas de frutos secos tostados y sin aditivos que podría emplear con sus vegetales frescos.

Alimentos listos para consumir que es mejor evitar

Las comidas «prácticas», incluso las anunciadas como saludables, suelen contener una elevada cantidad de azúcar o sal.

— Cereales para el desayuno y algunos preparados de avena: En teoría, una mezcla de cereales con bajo índice glucémico, como la avena, los frutos secos y la fruta deshidratada, supone un buen desayuno. No obstante, muchas cajas de cereales para el desayuno contienen sal y azúcares añadidos. Incluso se acostumbra a endulzar los humildes ingredientes de las gachas.

— Zumo de fruta concentrado: Aunque puedan parecer productos muy saludables, su contenido de azúcar es muy elevado y el de fibra muy escaso.

— Azúcar: Evite añadir azúcar a las bebidas. La gente se sorprende de cuán rápido se acostumbran al café o al té sin azúcar. No hay necesidad de emplear azúcar en postres y asados cuando la fruta fresca, los purés de fruta caseros o un poco de miel cumplen la misma función.

— Batidos: Es mejor evitar las bebidas azucaradas, y los llamados batidos, debido a su alto contenido en edulcorantes.

— Carnes procesadas: Debe evitarse el consumo de empanadas y salchichas que puedan contener carne recuperada con medios mecánicos. Otras carnes procesadas, como el jamón o la panceta, se han vinculado con un posible incremento de enfermedades coronarias y cáncer de colon. Según una teoría, el nitrato sódico, un ingrediente habitual empleado como conservante durante el proceso de curado, puede ser nocivo. Hace poco tiempo, la Organización Mundial de la Salud ha advertido de los peligros del consumo de carnes procesadas debido a su capacidad para formar células cancerígenas.

— Cubos de caldo y salsas preparadas: La cantidad de sal contenida en estos productos puede ser muy elevada; consulte la etiqueta.

— Alimentos procesados: Los alimentos procesados adquiridos en tiendas, como la *pizza*, los pasteles, las galletas y casi todas las comidas listas para consumir, suelen estar cargados de azúcares refinados y carbohidratos.

— Grasas para untar: Grasas como la margarina, incluso las que dicen contener compuestos «funcionales» o ayudar a bajar de peso, son muy ricas en ácidos grasos poliinsaturados y contribuyen a desequilibrar el balance de ácidos grasos omega-3 y omega-6 incluidos en la dieta.

CUARTA PARTE
Recetas para el bienestar

La dieta del aceite de oliva no tiene límites. Muchas de las ideas y recetas incluidas en esta parte se han inspirado en los sabores y platos tradicionales de las regiones donde crecen los olivares. Pero otras han llegado de escenarios totalmente distintos, llevando el empleo del aceite de oliva a un contexto más amplio que la dieta mediterránea. Esta no debe entenderse como una dieta restringida a una determinada producción regional. El curri, el arroz pilaf, las salsas picantes de tomate y los fideos chinos se adaptan muy bien a la saludable versatilidad de esta dieta. Las características nutricionales de la dieta del aceite de oliva pueden aplicarse a cualquier cocina del mundo.

APUNTES SOBRE LAS RECETAS

- Todas las recetas emplean aceite de oliva virgen extra como medio de cocinado y, a menudo, también como ingrediente de aliños. Al recomendar añadir aceite de oliva virgen extra como condimento, asumimos que dispondrá una botella en la mesa y no siempre la citamos.

- Se ha mantenido al mínimo el empleo de sal y este se especifica solo cuando es realmente necesario, y no se emplea azúcar en ningún momento. La presencia de cereales refinados también se mantiene al mínimo.

- Todas las recetas han sido probadas y se ha empleado un horno de convección en aquellas que requieren horneado.

- Todas las recetas son para cuatro personas a no ser que se especifique otra cosa.

- Use huevos, frutas, verduras y hortalizas de tamaño mediano.

- La cucharada es rasa.

1. TENTEMPIÉS Y PLATOS LIGEROS

TOSTADAS ITALIANAS CON SALVIA

Es un tentempié de elaboración rápida que desaparecerá de la mesa en segundos. Puede emplear cualquier tipo de queso, desde queso de cabra curado hasta mozzarella de búfala. La elección es suya.

Para dos personas
- 4 rebanadas de pan
- 1 huevo grande, batido
- 50 ml de aceite de oliva virgen extra
- 100 g de queso cortado en lonchas
- 2 pequeños ramilletes de salvia

1. Sumerja las rebanadas de pan en huevo batido.
2. Caliente una sartén con aceite de oliva y cocine hasta que comience a hacerse por una de las caras.
3. De la vuelta a dos de las rebanadas cocinadas, cúbralas con queso y corónelas de salvia.
4. A continuación, coloque encima las dos tostadas restantes con la cara frita en contacto con el queso.
5. Continúe hasta que la cara en contacto con la sartén esté hecha. De la vuelta a bocadillo y cocine la otra cara.
6. Sirva de inmediato.

Tostadas de aguacate y feta

El aguacate aliñado con una vinagreta de aceite de oliva virgen extra, y quizá con un poco de cebolla roja picada muy fina, ya es un buen tentempié por derecho propio. Este es una propuesta para aportar variedad.

Para cuatro personas

- 4 rebanadas de pan
- 1 aguacate pelado y deshuesado
- Zumo de ½ limón pequeño
- 2 o 3 cebolletas finamente picadas
- 125 g de queso feta, desmenuzado
- 60 ml de aceite de oliva virgen extra y algo más para aderezar al gusto

1. Tueste el pan.
2. Empleando un tenedor, triture la carne del aguacate, después riéguelo con el zumo y corónelo con las cebolletas picadas.
3. Extienda la mezcla sobre el pan, cúbrala con el queso y aderece con aceite de oliva.
4. Póngalo en una parrilla caliente durante dos o tres minutos y sirva de inmediato con más el aceite para aderezar al gusto.

BROCHETAS DE BERENJENA

Está inspirada en otra más tradicional elaborada con tomate, albahaca y ajo.

Para cuatro personas

- 2 cucharaditas de piñones
- 2 cucharaditas de pipas de girasol
- 3 cucharadas soperas de aceite de oliva y un poco más para pintar
- 1 diente de ajo pelado y machacado
- 2 cucharaditas de pasta de tomate seco
- 1 berenjena pequeña cortada en dados
- 3 tomates pequeños, rotos
- 2 cucharadas soperas de perejil fresco picado

- Sal y pimienta recién molida
- 4 rodajas de chapata cortadas a lo largo

Para decorar

- 8 o 12 aceitunas negras pequeñas
- Unas ramitas de perejil fresco

1. Tueste los piñones y las pipas de girasol en el horno o en una sartén seca hasta que se doren.
2. Caliente el aceite de oliva y fría el ajo hasta que ablande, después añada la pasta de tomate, remueva e incorpore la berenjena. Cocine durante 8 o 12 minutos, hasta que se ponga tierna pero no blanda.
3. Añada los tomates y el perejil, sazone con sal y pimienta y cocine 2 minutos más hasta calentar.
4. Mientras, riegue el pan con aceite de oliva y tuéstelo por ambas caras.
5. Extienda la mezcla de berenjena sobre la tostada. Corónelas con los frutos secos ya preparados. Adorne con las aceitunas y las ramas de perejil. Añada más aceite si lo considerase necesario.

INFORMACIÓN SALUDABLE

La mezcla de aceite de oliva virgen extra, ajo y berenjena resulta en una variada y poderosa combinación de antioxidantes. Los componentes sulfurosos antiinflamatorios del ajo y las antocianinas presentes en el pigmento que confiere a la berenjena su oscuro color púrpura se mezclan con las bondades del aceite.

Huevos rotos

Son un poco diferentes a los huevos revueltos. En Andalucía se les llama, simplemente, *revuelto*; un plato donde los huevos se revuelven con una combinación de vegetales. Es ideal para aprovechar pequeñas cantidades de las sobras de verduras y hortalizas.

Para cuatro personas

- 3 cucharadas soperas de aceite de oliva virgen extra
- 1 cebolla pelada y picada muy fina
- 1 diente de ajo (opcional) pelado y picado
- 1 rama de apio picada muy fina
- 4 cucharadas soperas de habas verdes pequeñas enlatadas o cocidas, picadas.
- 2 tomates pequeños, picados y sin semillas
- 6 huevos
- 2 cucharadas soperas de agua
- 1 cucharada sopera de perejil fresco, picado
- 1 nuez de mantequilla
- Sal y pimienta negra recién molida

Para acompañar

- Pan integral crujiente o pan de pueblo

1. Caliente una sartén dos cucharadas de aceite de oliva, añada la cebolla y el ajo (si gusta), saltee con suavidad durante 2 o 3 minutos y no permita que se oscurezcan.
2. Añada el resto de vegetales y cocínelos durante 3 o 4 minutos. Remueva de vez en cuando.
3. Mientras, bata los huevos con el agua y el resto del aceite de oliva y sazónelos con la pimienta. Derrita la mantequilla en otra sartén y revuelva ligeramente los huevos, justo hasta que cuajen.
4. Antes de servir, añádalos a la mezcla de vegetales y el perejil.
5. Sirva de inmediato con pan integral crujiente o pan de pueblo.

BOLLO RELLENO DE ENSALADA DE ATÚN

En el sur de Francia, su lugar de origen, se conoce como *pan bagnat*. Se puede emplear cualquier tipo de bollo o torta de pan; solo tendrá de ajustar la cantidad de relleno que lleve.

Para dos personas

- 2 bollos de pan integral cortados por la mitad
- 2 o 3 cucharadas soperas de aceite de oliva
- Algunas hojas de lechuga
- Un tomate cortado en rodajas
- 160 g de atún enlatado en aceite de oliva, seco y en escamas
- 1 cebolla roja cortada en rodajas finas
- ½ pimiento morrón, sin semillas y cortado en aros
- 12 aceitunas negras sin hueso
- Un huevo cocido cortado en rodajas (opcional)

1. Unte cada mitad del bollo con aceite de oliva.
2. Coloque las bases sobre la tabla y distribuya la lechuga y el tomate de modo que cubran el pan. A continuación, añada el atún, la cebolla y los aros de pimiento y agregue un poco de aceite de oliva para dar sabor.
3. Termine colocando las aceitunas y las rodajas de huevo (si gusta). Tápelo con la otra mitad del bollo y apriételo bien.
4. Sirva de inmediato.

HUEVOS ESCALFADOS CON ESPINACA Y CHAMPIÑONES

Este método de cocinar los huevos en aceite de oliva a fuego lento es similar a escalfarlos. El plato puede servirse con bollos de pan integral para untar la salsa, si gusta.

Para dos personas

- 4 setas portobello o champiñón de prado
- 100 ml de aceite de oliva virgen extra
- 200 g de espinaca congelada, cortada, descongelada y seca
- 1 cucharada sopera bien colmada de yogur griego
- Pimienta negra recién molida
- Nuez moscada recién rallada
- 2 huevos

1. Caliente la parrilla del horno y pinte las setas con una cucharada sopera de aceite de oliva. Asegúrese de cubrir bien las grietas. Colóquelas en la parrilla y cocínelas durante 3 o 4 minutos por lado.

2. Mientras, caliente la espinaca en la sartén, después incorpórela al yogur, la pimienta negra y la nuez moscada.

3. Ponga una sartén a fuego lento con el resto del aceite y añada los huevos. Cuando la clara se extienda, pliéguela sobre la yema y cocínela con mucha suavidad unos 4 minutos. El aceite no debería burbujear y la clara tiene que quedar bastante suelta.

4. Para presentar, coloque dos setas en cada plato, muy juntas, cubra con espinaca y después tape con un huevo. Sirva de inmediato.

BUÑUELOS DE BERENJENA CON *BAGNA CAUDA*

Estos buñuelos deliciosos y crujientes están elaborados con harina de garbanzos (harina de chana), un producto que se puede adquirir en cualquier colmado con productos de la India o de Oriente Medio. La ventaja de esta harina es que no se tiene que emplear huevo. No obstante, si no encontrase harina de garbanzos, trabaje una pasta con leche, huevos y harina blanca.

Para dos personas
- 3 cucharadas soperas de harina de garbanzos
- 4 cucharadas soperas de agua
- 4 cucharadas soperas de aceite de oliven virgen extra
- 1 berenjena mediana o grande cortada en ocho rodajas

Para la bagna cauda
- 100 ml de aceite de oliva virgen extra
- 2 dientes de ajo, pelados y machacados
- 4 filetes de anchoa, finamente picados
- 4 cucharadas soperas de una selección de hierbas aromáticas frescas
- Pimienta negra recién molida

1. Comience elaborando la *bagna cauda*. Caliente despacio aceite de oliva en un cazo, añada el ajo y la anchoa y mezcle. No permita que el aceite se caliente demasiado.
2. Para cocinar buñuelos de berenjena, mezcle la harina de garbanzos con el agua y amase hasta lograr una pasta suave y espesa.
3. Caliente aceite de oliva en una sartén.
4. Reboce las rodajas de berenjena en la masa de garbanzos. Fríalas en aceite de oliva caliente durante 3-4 minutos, hasta que se pongan doradas y crujientes y la berenjena esté cocinada.
5. Añada las hierbas aromáticas y la pimienta negra a la *bagna cauda* y salsee los buñuelos al servir.

TOMATES CON CURRI
SOBRE UNA TOSTADA DE *CHATNI* CASERO

Este es un buen modo de añadir sabor a los tomates de invierno. Recuerde: cuanto más maduro está el tomate, más rápido se cocina.

Para cuatro personas
- 4 cucharadas soperas de aceite de oliva virgen extra
- 6 tomates
- 1½ cucharadita de curri en polvo suave, medio o fuerte para dar sabor
- 1 cucharadita de comino molido
- 1 cucharadita de cilantro molido
- 6 rebanadas de pan integral
- 6 cucharaditas colmadas de *chatni* casero (*véanse* las recetas a continuación)

1. Caliente el aceite en una sartén grande que no pegue.
2. Corte los tomates en mitades horizontales y colóquelos sobre la piel en el aceite caliente. Espolvoréelos con curri en polvo y las demás especias.
3. Fría los tomates a fuego medio durante diez o quince minutos, pero dándoles la vuelta de vez en cuando para sacar el zumo y lograr un cocinado equilibrado.

4. Tueste el pan. Extienda una cucharada de *chatni* en cada rebanada. Colóquelas en los platos y distribuya las seis mitades de tomate.

Chatni DE MANGO

El *chatni* es un valioso ingrediente de muchas recetas interesantes, pero el producto industrial está cargado de azúcares añadidos. Esta receta no contiene azúcar añadido ni sal.

Para dos botes de 300 g
- 75 g de mango seco
- 1 cucharada sopera de aceite de oliva virgen extra
- 1 cebolla grande, pelada y finamente picada
- 2 manzanas de mesa, sin el corazón y cortadas en dados
- 50 g de uvas pasas
- 100 ml de vinagre de sidra de manzana
- 2 cucharadas de un vinagre de Módena de buena calidad
- ½ cucharadita de pimienta de Jamaica
- ¼ cucharadita de jengibre molido
- ¼ de cucharita de cayena
- 1 clavo

1. Coloque el mango seco en una olla y cubra con agua hirviendo. Deje reposar 2 horas hasta que ablande.
2. Caliente el aceite de oliva en una sartén y poche la cebolla hasta que comience a ponerse transparente.
3. Seque el mango, reserve el agua, y córtelos. Añada la cebolla al agua del remojo. Incorpore todos los ingredientes restantes.
4. Lleve la mezcla a la ebullición, baje el fuego y tápela. Déjela cocer a fuego lento durante 45 minutos, hasta que la textura comience a espesar. Remueva de vez en cuando para evitar que el *chatni* se pegue al fondo.
5. Destápela, suba el fuego para evaporar el resto de líquido que hubiese y no deje de remover.
6. Apártela del fuego y déjela enfriar destapada.
7. Conserve el *chatni* en botes de mermelada esterilizados y empléelo a su gusto. Durará seis meses si se almacena en un

lugar fresco, seco y oscuro. Una vez abierto, guarde el bote en el frigorífico y consúmalo antes de tres meses.

VARIACIÓN

Para conseguir un *chatni* más dulce, cambie una de las manzanas por ½ piña pequeña y bien picada.

CHATNI DE TOMATE VERDE Y DÁTILES

Este es otro *chatni* muy sencillo de elaborar en casa.

Para tres botes de 300 g

- 1 kg de tomates verdes
- 2 manzanas de mesa, sin el corazón y cuarteadas
- 2 cebollas peladas y cuarteadas
- 100 g de dátiles sin hueso
- 2 cucharadas soperas de aceite de oliva virgen extra
- 100 ml de vinagre de sidra de manzana
- 4 cucharadas soperas de un vinagre de Módena de buena calidad
- ½ cucharadita de semillas de mostaza
- ½ cucharadita de cayena
- Una pizca de pimienta de Jamaica

1. Ponga en su batidora los tomates, las manzanas, las cebollas y los dátiles, y bátalos hasta que estén bien picados.
2. Caliente el aceite de oliva en una cacerola, añada la mezcla y cocine durante unos 5 minutos a fuego medio.
3. Añada los vinagres y las especias. Llévelo a la ebullición y déjelo cocer a fuego lento durante 1 hora, hasta que la textura espese. Remueva de vez en cuando para evitar que el *chatni* se pegue al fondo.
4. Apártela del fuego y déjela enfriar.
5. Conserve el *chatni* en botes de mermelada esterilizados y empléelo a su gusto. Durará seis meses si se almacena en un lugar fresco, seco y oscuro. Una vez abierto, guarde el bote en el frigorífico y consúmalo antes de tres meses.

Hamburguesas vegetarianas
con frutos secos y hortalizas encurtidas al estilo griego

Puede variar estas hamburguesas empleando diferentes combinaciones de hierbas aromáticas y frutos secos. Comience con el sofrito de cebolla, zanahoria y apio y, una vez hecho, viértalo sobre las alubias trituradas. Después añada los frutos secos y condimentos escogidos. Puede utilizar alubias envasadas o puede poner alubias a remojo y tenerlas cocidas con antelación.

Para cuatro personas

- 3 cucharadas soperas de aceite de oliva virgen extra
- 1 cebolla pequeña, pelada y finamente picada
- 1 zanahoria pequeña, pelada y finamente picada
- 1 tallo de apio, finamente picado
- 2 dientes de ajo, pelados y machacados
- 100 g de alubias blancas de cualquier tipo, como blanca riñón, blanca de manteca o judión
- 50 g de frutos secos molidos
- 1 puñado de berros
- 2 huevos, batidos
- 50 g de pan rallado
- 25 g de queso parmesano recién rallado con mucha pimienta negra recién molida

Para acompañar

- Hortalizas encurtidas al estilo griego (véase la receta siguiente)

1. Ponga una cucharada de aceite de oliva en una sartén, añada la cebolla, la zanahoria, el apio y el ajo y póchelos a fuego lento. No deje que las hortalizas se oscurezcan.
2. Pase la mezcla al vaso de una batidora, añada las alubias y bata hasta formar una masa espesa. A continuación añada los berros y frutos secos y vuelva a batir. Si la masa se pone muy húmeda, añada más frutos secos.
3. Forme hamburguesas pequeñas con dos cucharadas de masa. Deje enfriar y reserve.
4. Vierta los huevos en un cuenco poco profundo y la mezcla de pan y parmesano en otro cuenco similar. Reboce las

hamburguesas con el huevo y la mezcla de pan rallado con queso parmesano.

5. Caliente el resto de aceite de oliva en una sartén y fría las hamburguesas por ambas caras durante unos 3 minutos hasta que estén bien doradas.

VARIACIÓN

Emplee espinacas frescas y un puñado de perejil en vez de los berros.

HORTALIZAS ENCURTIDAS AL ESTILO GRIEGO

Esta técnica de encurtido rápido puede emplearse con la mayoría de verduras. Hemos seleccionado una combinación muy básica, pero usted puede añadir calabacín, pepino, champiñón, ajo o cualquier otra que tenga a mano. Si escoge ingredientes de cocinado rápido, no los añada hasta el segundo paso.

Para dos tarros de 420 g

- 200 g de cogollos de coliflor, sin el tallo
- 125 g de zanahoria, peladas y cortadas en rodajas
- 14 o 16 cebolletas en vinagre, peladas
- 2 tallos de apio
- 4 pimientos verdes alargados de tamaño pequeño
- 150 ml de aceite de oliva virgen extra
- 100 ml de vinagre de vino blanco
- 50 ml de zumo de limón recién exprimido
- Unos pocos granos de pimienta
- 2 hojas de laurel
- 1 ramillete de tomillo fresco

1. Prepare las hortalizas y cúbralas de agua en una olla grande. Llévela a la ebullición y cueza 10 minutos a fuego fuerte.

2. Saque las hortalizas y reserve. Cueza el caldo a fuego fuerte hasta reducirlo a 400 ml.

3. Vierta de nuevo las hortalizas en la olla, añada el resto de ingredientes y llévela a la ebullición. Baje el fuego y tápela. Deje cocer a fuego lento otros 10 minutos.

4. Apártela del fuego y deje enfriar.

5. Reparta las hortalizas en botes esterilizados y rellene con el líquido. Puede conservarlas en el frigorífico hasta 2 meses.

FRITTATA AL HORNO CON BRÓCOLI CRUJIENTE

Sírvala con pan crujiente regado con aceite de oliva.

Para cuatro personas

- 6 cucharadas soperas de aceite de oliva virgen extra
- 1 cebolla pequeña, pelada y finamente picada
- 1 pimiento morrón, desgranado y cortado en juliana fina
- 4 huevos, batidos
- 100 g de queso tierno de cabra
- 4 cucharadas soperas de leche
- 150 g de brócoli hervido, cortado
- Pimienta negra recién molida

1. Precaliente el horno a 180 °C/gas 4

2. Vierta la mitad del aceite en un molde para tartas de 22 centímetros de diámetro, añada la cebolla y el pimiento y remueva para que se empapen bien en el aceite. Cocine al horno durante 5 o 6 minutos. Remueva una vez.

3. Mezcle los huevos batidos con el queso tierno y la leche y sazone con pimienta. Vierta sobre la cebolla y el pimiento.

4. Coloque el molde sobre una bandeja de horno y arregle alrededor el brócoli hervido. Riegue con el resto de aceite de oliva.

5. Hornee durante 10 o 12 minutos hasta que la *frittata* esté cuajada por dentro y el brócoli se dore un poco y se ponga crujiente.

VARIACIÓN

En lugar de pimiento, emplee judías verdes o espárragos trigueros, o cualquier combinación de ambos.

Emplee queso feta para conseguir un sabor más vivo.

Tarta pasta filo con pimientos

Si a usted no le gustan las anchoas, simplemente cámbielas por aceitunas verdes o negras.

Para cuatro personas

- 5 o 6 cucharadas soperas de aceite de oliva virgen extra y una cantidad adicional para engrasar
- 2 pimientos verdes grandes, desgranados y cuarteados
- 2 pimientos morrones grandes, desgranados y cuarteados
- 6 hojas de pasta filo
- 1 tomate corazón de buey, grande y cortado en rodajas
- 2 o 4 cebolletas costadas en rodajas
- 115 g de queso tierno de cabra, sin corteza
- 1 lata de 50 g de filetes de anchoa
- Pimienta negra recién molida

1. Precaliente el horno a 180 °C/gas 4 y engrase una bandeja de horno de 36x26 cm.
2. Cubra una segunda bandeja con papel de horno y coloque el pimiento cuarteado con la piel hacia arriba. Cocine al horno unos 20 minutos hasta que la piel comience a quemarse.
3. Pele los pimientos, córtelos en trozos y reserve.
4. Coloque una hoja de filo en la bandeja engrasada, píntela con aceite de oliva y cúbrala con otra hoja. Repita hasta terminar las hojas, pintando siempre cada una con una buena cantidad de aceite de oliva.
5. Disponga encima las hortalizas en cinco filas: pimiento morrón, verde, tomate, de nuevo pimiento verde y morrón.
6. Cubra con cebolleta y puntee con cucharaditas de queso de cabra. Reparta las anchoas por encima y sazónelo con una generosa cantidad de pimienta.
7. Vuelva a pintar con aceite de oliva y hornee durante 10 o 12 minutos hasta que la pasta esté dorada y crujiente por debajo. Cuartee la tarta y sirva.

ARROZ PILAF CON HUEVO

Esta receta está inspirada en Madeira y los mejores plátanos que pueden emplearse para ejecutarla son esos pequeños y dulces frutos de la isla, si se encuentran, aunque puede recurrir a cualquier variedad de plátano. Preséntelo acompañado con rodajas de tomate aliñadas con aceite de oliva virgen extra, zumo de lima y guindilla.

Para cuatro personas

- 100 g de arroz de grano largo
- 200 ml de agua
- 3 cucharadas soperas de aceite de oliva virgen extra
- 6 u 8 semillas de guindilla o de pimienta de Jamaica
- 1 cebolla grande, pelada y finamente picada
- 6 huevos cocidos, grandes y cortados
- 4 cucharadas soperas de guisantes cocidos
- 3 cucharadas soperas de almendras fileteadas y tostadas en una sartén seca
- 4 plátanos pequeños (2 si son grandes), maduros, pelados y cortados en rodajas
- 2 cucharadas soperas de sultanas
- Sal y pimienta negra recién molida

1. Vierta el agua en un cazo, eche el arroz, llévelo a la ebullición y cocínelo durante 12 o 15 minutos hasta que el grano esté cocido y haya absorbido todo el líquido. Esta cantidad proporcionará 300 g de arroz cocido.
2. Caliente el aceite de oliva en un *wok* y fría las semillas de guindilla durante un minuto, después macháquelas con una cuchara de madera. Añada la cebolla y fríala hasta que esté bien dorada.
3. Añada el arroz cocido y mézclelo bien con la cebolla. Vierta los trozos de huevo. Incorpore el resto de ingredientes y fría 2 o 3 minutos más a fuego medio hasta que se haya calentado todo el contenido.

VARIACIÓN

Emplee láminas de pistacho tostado en vez de la almendra

Suflé rápido de queso azul y brócoli

El suflé tiene fama de plato difícil, pero este relajante.

Para dos personas

- 50 g de brócoli al vapor y picado fino
- 2 chalotas, peladas y picadas finas.
- 1 cucharada sopera de aceite virgen extra
- 100 g de queso roquefort, desmenuzado
- 4 huevos
- 2 cucharadas soperas de leche
- Precaliente el horno a 180 °C/gas 4

1. Mezcle el brócoli con la chalota y disponga en la base de un plato para horno de 10 cm de profundidad. Riegue con el aceite de oliva y remueva. Hornee durante 5 o 6 minutos.
2. Mientras, mezcle el resto de ingredientes en un cuenco y asegúrese de que las piezas de queso queden desmenuzadas y bien incorporadas al huevo y la leche. Vierta la mezcla sobre los vegetales e introdúzcalos de nuevo en el horno.
3. Hornee durante 18 o 20 minutos hasta que esté bien mullido y cocinado por dentro.

VARIACIÓN

Sustituya el brócoli por cogollos de coliflor.

Tarta vegetal con pasta filo

Esta tarta de pasta filo puede consumirse fría o caliente, y también cumple su función como plato único en una comida ligera o primero en una de dos.

Para cuatro personas

- 4 hojas de pasta filo
- 75 ml de aceite de oliva virgen extra y una cantidad extra para engrasar
- 225 g de calabacín
- 6 huevos batidos

- 3 cucharadas soperas de leche
- 3 tomates pelados, limpios de semillas y cortados en cubos
- 1 pimiento verde, desgranado y picado en cubos
- 125 g de queso curado de cabra o de oveja, rallado

1. Precaliente el horno a 200 °C/gas 6, engrase un molde pastelero con fondo desmontable de 20 cm de diámetro.
2. Pinte las hojas y colóquelas de una en una dentro del molde de forma que sobresalgan por el borde. Vaya girando el recipiente e igualando las esquinas de las hojas por encima del borde hasta que parezcan los radios de una rueda.
3. Cocine el calabacín al vapor o en muy poca agua durante unos 8 minutos hasta que esté tierno. Séquelo bien y córtelo en rodajas.
4. Caliente una cucharada de aceite de oliva en un cazo pequeño. Mezcle la leche y el huevo, viértalos en la sartén y prepare un ligero revuelto. Añada el tomate y el pimiento.
5. Vierta la mezcla, junto al queso y el calabacín, en el molde. Cuando esté lleno, doble las esquinas de la pasta hacia dentro, para cerrarlo, y pinte la cubierta con el aceite que le haya sobrado.
6. Hornee durante 25 minutos hasta que esté crujiente y dorada.
7. Deje que se enfríe un poco y sírvalo cortada en cuñas.

Tortilla vegetal con carne picada de buey

No solo es un plato fácil y rápido de preparar, también es muy versátil. Puede emplear cualquier vegetal que tenga a mano y puede prescindir de la carne si usted es vegetariano. Acompáñela con una ensalada de tomate aliñada con aceite de oliva, zumo de limón y cebolleta.

Para dos personas
- 4 cucharadas soperas de aceite de oliva
- 2 o 3 tallos de apio, picado
- 2 patatas, peladas y cortadas en cubos
- ½ pimiento morrón, desgranado y picado
- 1 cebolla, pelada y picada
- 1 calabacín cortado en cubos

- 100 g de carne picada de vacuno
- 1 cucharada sopera de cilantro fresco
- 2 huevos, batidos
- 1 cucharada sopera de leche

1. Caliente el aceite de oliva en una sartén y añada todas las hortalizas preparadas excepto el calabacín. Póchelos a fuego medio durante 5 minutos, sin dejar de remover con una espátula.
2. Añada el calabacín y la carne picada y continúe cocinando durante unos 10 o 15 minutos hasta que las patatas esté casi hechas por dentro. Remueva de vez en cuando.
3. Cubra la mezcla con el cilantro. Bata la leche y los huevos y haga una tortilla con las hortalizas, cocinando 2 o 3 minutos cada cara.

VARIACIÓN

- Puerro, brócoli, boniato y carne picada de pavo.
- Berenjena, pimiento morrón, calabacín, cebolla y carne picada de cordero.
- Cebollas rojas, pimiento verde, alubias blancas envasadas o cocidas, y apio.

LENTEJAS AL CURRI

Este versátil plato vegetal puede servirse como cualquier otro plato con curri o disuelto en caldo de verduras para hacer una sopa al estilo de la India. Tritúrelo con una batidora, o páselo por el colador, y sirva adornado con el zumo de limón y unos cortes de cebollino. De vez en cuando cocino una variante algo más espesa, con menos agua, para combinar con arroz o rellenar hortalizas a la parrilla. Sírvalo con *dosas* de patata (véase p. 265).

Para cuatro personas
- 4 cucharadas soperas de aceite de oliva virgen extra
- 1 cebolla pelada y cortada en rodajas
- 1 diente de ajo, pelado y picado
- 1 rama gruesa de hierba de limón

- 1 cucharada sopera de curri en polvo, de medio a fuerte
- 75 g de lentejas partidas, verdes o rojas
- 2 puerros, arreglados y picados
- 1 pimiento morrón, desgranado y picado
- 2 cucharadas soperas de uvas pasas
- ½ l de agua
- 1 cucharada sopera de puré de tomate
- Pimienta negra recién molida

Para decorar

- El zumo de 1 limón
- 2 cucharadas soperas de cebollino recién picado

1. Caliente el aceite de oliva en una olla y poche la cebolla, el ajo y la hierba de limón hasta que se doren.
2. Añada el curri en polvo y continúe cocinando durante otro minuto más o menos.
3. Agregue el resto de ingredientes y llévelo a la ebullición. Tape la olla, baje el fuego a bajo-medio y cuézalo durante 15-20 minutos. Cuide de que no hierva con demasiada fuerza y seque el contenido, y remueva de vez en cuando. Si la mezcla resulta quizá muy fina para su propósito, espésela cociéndola con más fuerza, sin cubrir y removiendo continuamente.
4. Quite la hierba de limón y riegue con zumo de limón y cebollino para servir.

INFORMACIÓN SALUDABLE

Con la amplia variedad de antioxidantes presentes en las especias del curri, como la turmerona de la cúrcuma, la suavidad de las lentejas acompañadas por el aceite de oliva virgen extra maximiza la absorción de los nutrientes del plato. Las lentejas contienen fibra, pero también son una gran fuente de ácido fólico, muy importante para un corazón sano. También contienen cantidades importantes de otros micronutrientes, como hierro y magnesio, lo cual hace de las lentejas un excelente ingrediente de la dieta del aceite de oliva.

EMPANADA VERDE DE LIGURIA

En Liguria, Italia, esta empanada se elaboraría con hojas de acelga o hierbas salvajes recogidas en el campo; también en Grecia se elabora una empanada similar con una hierba llamada *horta* [pronúnciese como *jorta*]. No obstante, la receta también es adecuada para vegetales domesticados, como la espinaca, la acelga, las hojas de remolacha, la col rizada o la col china. Sírvase sola, como una comida ligera, o con ensalada.

Para cuatro personas (son 500 g de masa)

Para la masa

- 300 g de harina y una cantidad extra para espolvorear
- 90 ml de aceite de oliva virgen extra
- 100 ml de agua
- 1 yema de huevo

Para el relleno

- 450 g de vegetales variados
- 2 cucharadas soperas de aceite de oliva virgen extra y un poco más para pintar
- 1 cebolla pelada y picada
- 35 g de perejil fresco o cilantro, picado no muy fino
- 15 g de albahaca fresca o cilantro, picada no muy fina
- 3 huevos, poco batidos
- 75 g de queso pecorino curado
- Pimienta negra recién molida

1. Precaliente el horno a 180 °C/gas 4. Engrase ligeramente un molde pastelero de fondo desmontable y 20 cm de diámetro.
2. Para hacer la masa, ponga la harina en un cuenco. Bata el aceite de oliva, el agua y la yema de huevo. Vierta el líquido sobre la harina y mézclelo hasta conseguir una masa suave. Si fuese necesario, ligue los ingredientes amasando con mucha suavidad.
3. Divida la masa en dos piezas, una de 300 g y otra de 200 g. Estire la pieza mayor sobre una superficie enharinada y empléela para colocarla en el molde, dejando un poco colgando sobre el borde. Estire la pieza restante para hacer la cubierta de la empanada. Pinche la base de la empanada con un tenedor y déjela reposar mientras cocina el relleno.

4. Para elaborar el relleno, cueza los vegetales al vapor hasta que estén blandos y tiernos. Píquelos con un cuchillo y asegúrese de que los tallos están bien cortados.

5. Mientras, caliente el aceite de oliva en un cazo y poche una cebolla hasta que empiece a ablandarse.

6. Añada los vegetales cocinados y las hierbas picadas y continúe cocinando a fuego medio durante 5 minutos. Viértalo todo en un cuenco, añada los huevos y el queso y remueva. Sazone con pimienta.

7. Con un cucharón, rellene el recipiente de masa con el contenido y humedezca alrededor del borde. Coloque la cubierta, doble la masa hacia adentro y redondee el reborde de la empanada. Pinche la cubierta con un tenedor y hornéela 1 hora. Puede cubrirla con una hoja de papel de horno para impedir que se dore demasiado pronto, pero recuerde quitarla una vez transcurrido la mitad del tiempo de cocinado.

8. Córtela en cuñas y sirva caliente.

2. ENSALADAS Y ENTRANTES FRÍOS

ENSALADA DE MANZANA, HINOJO Y CALABAZA

Esta es una ensalada muy refrescante que puede servirse solo con zumo de limón, sobre una cama de rúcula o, para hacerla más consistente, mezclada con mayonesa clásica (véase p. 182) y servida con gambas o cangrejos de río. Apúrese en preparar la fruta y demás vegetales y échelos directamente al zumo de limón para que no pierdan color.

Para cuatro personas
- 1 manzana grande, sin el corazón y finamente picada
- 3 cucharadas soperas de zumo de limón
- ½ bulbo de hinojo, pequeño, limpio y picado muy fino
- 6 cm de pepino, finamente picado
- 4 cucharadas soperas de mayonesa clásica (opcional)
- 2 cucharadas soperas de pipas de calabaza tostadas en una sartén seca

1. Ponga la manzana a marinar en la mitad del zumo de limón si después ha decidido agregar mayonesa; en caso contrario, emplee todo el zumo. Añada el hinojo y el pepino y mezcle bien. En caso necesario, agregue zumo de limón a la mayonesa para darle sabor o batirla.
2. Corone con pipas de calabaza tostadas.

ENSALADA DE AGUACATE Y UVA
CON HIERBAS AROMÁTICAS FRESCAS

Un sistema rápido y sencillo para desmenuzar pan fresco es rallarlo con un rallador grueso.

Para dos personas

- 1 cucharada sopera de aceite de oliva virgen extra
- 1 rebanada grande de pan integral, desmenuzado
- 1 pomelo pelado
- 1 aguacate pelado, cortado por la mitad y deshuesado
- 3 o 4 ramitos de perejil de hoja lisa
- 1 ramito pequeño de orégano fresco
- 1 ramito de albahaca fresca

Para el aliño

- 4 cucharadas soperas de aceite de oliva virgen extra
- 1 cucharada sopera de vinagre de vino tinto
- Pimienta negra recién molida

1. Caliente el aceite de oliva en una sartén y fría las migas hasta que estén crujientes.
2. Separe los gajos de pomelo, quíteles la membrana y reserve el jugo. Adorne los platos de servir con los gajos formando un círculo.
3. Corte el aguacate en rodajas y coloque una entre cada gajo de pomelo.
4. Para hacer el aliño, mezcle el zumo del pomelo con el aceite de oliva y el vinagre y sazone con pimienta.
5. Vierta el aliño sobre la ensalada. Corte las hierbas, mézclelas con las migas y corone la ensalada. Sirva de inmediato.

INFORMACIÓN SALUDABLE

Esta receta es una bomba nutritiva. El chorro de aceite de oliva empleado en el aliño maximiza la absorción de vitamina E y fitoquímicos como los carotenoides, flavonoides y fitoesteroles del aguacate. El perfil graso del aguacate es excelente, pues es rico en grasas monoinsaturadas. El aguacate, como el aceite de oliva, ha demostrado mejorar el nivel de glucosa en sangre y, por esa razón, combinado con el pomelo, esta ensalada es fantástica para quienes necesiten vigilar su peso. El pomelo también es una magnífica fuente de vitamina C. El cardiosaludable perejil, con su apigenina y su luteolina, entre otros, supone una maravillosa guarnición antioxidante.

ENSALADA DE HOJAS PEQUEÑAS CON PISTACHOS

Esta ensalada combina bien con otras. Pruebe a servirla con Cogollos de endivia rellenos de huevo y anchoa (véase p. 197) y ensalada de naranja y zanahoria (véase la siguiente receta). También puede servirla como un sencillo primer plato, prólogo de un menú más elaborado.

Para dos personas

- 3 o 4 trozos de tomate seco
- 2 cucharadas soperas de pistacho
- 1 cucharada sopera de piñones
- 1 puñado de berros mezclado con ensalada de hoja pequeña

Para el aliño

- 2 cucharaditas soperas de aceite de oliva virgen extra
- 1 cucharadita de vinagre de Jerez
- Pimienta negra recién molida

1. Si el tomate no está envasado en aceite de oliva, póngalo a remojo en agua hirviendo durante 5 o 6 minutos y séquelo. Córtelo en juliana fina y reserve.
2. Tueste los pistachos y los piñones en una sartén seca hasta que adquieran un ligero tono dorado.

3. Disponga la combinación de hojas pequeñas en los platos de servir y cúbralos con el tomate y los frutos secos.
4. Mezcle los ingredientes del aliño, sazónelos con pimienta y viértalo sobre la ensalada. Sirva de inmediato.

VARIACIÓN

Agregue pipas de calabaza a la mezcla de frutos secos.

Añada una selección de hierbas frescas, como hojas de albahaca, a la ensalada de hojas pequeñas.

ENSALADA DE NARANJA Y ZANAHORIA

Esta es una combinación muy apropiada para las ensaladas. Procure no elaborarla con demasiada antelación o la zanahoria, aun aliñada, comenzará a oxidarse.

Para dos personas

- 2 zanahorias peladas y ralladas
- 1 tallo pequeño de apio, finamente picado
- 1 cucharada sopera de uvas pasas
- Un poco de ralladura de naranja
- 1 cucharada sopera de aceite de oliva virgen extra
- 1 cucharada sopera de zumo de naranja
- Pimienta negra recién molida
- Estragón recién picado, para decorar

1. En un cuenco, mezcle la zanahoria, el apio y agregue las pasas y la ralladura de naranja.
2. Mezcle el aceite de oliva con el zumo de naranja y la pimienta y aliñe. Adorne con el estragón picado y sirva de inmediato.

Ensalada veraniega especiada

Lo mejor es elaborar esta ensalada apenas comienza la temporada de patata nueva. Emplea todas esas patatitas que tan buen aspecto tienen y tan pasadas quedan al mezclarlas con otras.

Para dos personas

- 150 g de patatas tempranas muy pequeñas
- 50 g de judías verdes, arregladas
- 25 g de guisantes frescos o congelados
- 1 tomate de sabor pleno, cortado en gajos
- 10 o 12 cebolletas en vinagre, secas y lavadas (opcional)
- 1 cucharada sopera de cilantro fresco recién picado

Para el aliño

- 2 cucharadas soperas de aceite de oliva
- Unas gotas de aceite de sésamo para asar o una mezcla al 50% de aceite de oliva y un aceite ligero de sésamo
- 1 cucharada sopera de semillas de sésamo
- 1 cm de raíz de jengibre fresco, pelado y rallado
- 2 cucharadas soperas de zumo de limón
- Una pizca de guindilla

1. Cocine las patatas al vapor durante 5 minutos. Añada las judías y los guisantes y cocínelos juntos durante otros 5 minutos hasta que estén tiernos. Reserve y deje enfriar.
2. A continuación, prepare el aliño. Caliente los aceites en un cazo y fría las semillas hasta que empiecen a estar doradas. Añada e incorpore el jengibre, el zumo de limón y la guindilla y deje enfriar.
3. Disponga en los platos los vegetales hervidos junto con la cebolla y el tomate. Cubra con el cilantro y riegue con el aliño frío al servir.

Ensalada templada de quínoa

Esta es una magnífica ensalada para acompañar pechugas de pollo o pescado frito en aceite de oliva. La receta también es válida si se emplea cuscús o *bulgur*, así que cocine con el ingrediente que tenga a mano. Si no encuentra limón encurtido, puede sustituirlo con la mitad de cantidad de limón fresco picado muy fino.

Para cuatro personas

- 120 g de quínoa
- 300 g de agua
- 75 g de guisantes frescos o congelados
- 4 albaricoques frescos, deshuesados y finamente picados
- ½ limón encurtido, picado y sin pepitas
- 2 cebolletas picadas muy finas
- 4 cucharadas soperas de aceite de oliva virgen extra
- 1 cucharada sopera de zumo de limón

1. Ponga agua en una cazuela, agregue la quínoa, llévela a la ebullición, baje el fuego y déjela cocer a fuego lento durante 15 minutos hasta que haya absorbido todo el líquido.
2. Mientras, cueza los guisantes con un poco de agua hirviendo. Cuando estén listos, séquelos y añádalos a la quínoa.
3. Agregue el resto de ingredientes, mezcle y sazone con aceite de oliva y zumo de limón.

Ensalada invernal siciliana

El hinojo temprano de Sicilia es un producto muy diferente al hinojo encontrado en el norte de Europa. Es muy fresco, crujiente y tiene un delicado sabor anisado. Es maravilloso para las ensaladas.

Para cuatro personas

- 2 bulbos de hinojo, grandes, arreglados y cuarteados
- 1 puñado generoso de rúcula
- 1 naranja pelada y cortada en rodajas finas
- 16 o 20 aceitunas negras, pequeñas y sin hueso

Para el aliño

- 100 ml de aceite de oliva virgen extra
- Zumo de ½ limón
- Una pizca de mejorana silvestre seca
- Sal y pimienta negra recién molida

1. Ponga el hinojo a remojo en una cazuela con agua muy fría durante 5 minutos. Séquelo y córtelo en rodajas tan finas como pueda, preferentemente con una mandolina o un robot de cocina.
2. Disponga la rúcula en el plato y cúbrala con rodajas de hinojo y naranja formando un patrón atractivo. Puntee con aceitunas negras.
3. Mezcle el aceite de oliva con el zumo y las hierbas secas y salpimiente. Aliñe la ensalada y sirva.

ENSALADA AMERICANA DE MANZANA Y APIO

Conocida como ensalada Waldorf, en homenaje al hotel neoyorquino donde se inventó, este clásico requiere mayonesa así que, si sabe, tómese la molestia de hacer una casera.

Para cuatro personas

- 1 manzana verde, grande y parcialmente pelada
- ½ cucharadita de zumo de limón
- 4 tallos de apio cortados en rodajas
- 8 mitades de nuez picadas en trozos grandes.
- 4 cucharadas soperas de mayonesa clásica (véase la siguiente receta)

1. Quite el corazón de la manzana y mezcle con el zumo de limón para evitar la pérdida de color.
2. Agregue el apio y las nueces y mezcle bien. Por último, incorpore la mayonesa y sirva de inmediato.

Mayonesa clásica

La mayonesa resulta deliciosa elaborada con aceite de oliva virgen extra, pero es mejor escoger un aceite de sabor delicado. Prefiero emplear una batidora de mano y no el robot de cocina, me parece que tengo más control. No obstante, si tiene prisa y quiere emplear el procesador, es mejor ir pulsando el botón y no dejar la máquina todo el tiempo a plena potencia.

Para 300 ml

- 2 yemas de huevo
- 1 pizca de sal
- ½ cucharadita de mostaza seca (opcional)
- 1 cucharada sopera de vinagre de vino blanco o zumo de limón
- 300 ml de aceite de oliva virgen extra
- Pimienta negra recién molida
- 1 cucharada sopera de agua hirviendo

1. Ponga las yemas en un cuenco grande y bata durante unos 2 minutos. Añada la sal, la mostaza (si gusta) y el vinagre o el zumo de limón y vuelva a batir.
2. Continúe batiendo e incorpore el aceite muy despacio, casi goteando. Cuando se haya disuelto la mitad del aceite, podrá comenzar a incorporar el resto con una cuchara.
3. Al final, sazone con pimienta negra y añada el agua hirviendo para estabilizar la mayonesa.
4. Embote y guarde en el frigorífico. Consúmala en menos de una semana.

ENSALADA DE ARENQUE Y REMOLACHA

Esta ensalada puede ser un excelente tentempié o un primer plato si prescinde de los huevos. Añada los huevos y sirva con picatostes de pan de soda (véase p. 255) si desea una comida más sustanciosa. También la puede presentar combinada con otras dos o tres ensaladas.

Para cuatro personas

- 2 o 3 filetes de arenque en escabeche, según sea el tamaño
- 2 remolachas cocidas, peladas y cortadas en cubos
- 1 pepinillo en vinagre, finamente picado
- 1 manzana grande, sin corazón y picada en cubos
- 3 cucharadas soperas de aceite de oliva virgen extra
- 1 cucharada sopera de zumo de limón
- Pimienta negra recién molida
- 2 huevos cocidos cortados en rodajas (opcional)

1. Corte el arenque en tamaño bocado y póngalo en un cuenco grande con la remolacha, el pepinillo y la manzana.
2. Bata el aceite de oliva y el zumo con la pimienta negra y vierta sobre los ingredientes de la ensalada.
3. Mezcle todo muy bien. Sirva sola o acompañada con rodajas de huevo cocido, si gusta.

ENSALADA TEMPLADA DE HORTALIZAS A LA PARRILLA

Sirva esta colorida ensalada como acompañamiento de pollo a la plancha o bocadillo de hamburguesas. Puede variarlo dejándola enfriar un poco más y cubrirla con lonchas de queso de cabra asado. Sírvalo con magdalenas de queso (véase p. 256).

Para cuatro personas

- 1 berenjena de tamaño mediano-grande
- 2 calabacines pequeños
- 1 pimiento morrón
- 4 cucharadas soperas de aceite de oliva virgen extra
- 1 puñado de hojas para ensalada

Para el aliño
- 4 cucharadas soperas de aceite de oliva virgen extra
- 1 cucharada sopera de vinagre de Jerez

1. Corte la berenjena en rodajas y estas en juliana. Haga lo mismo con el calabacín. Desgrane el pimiento y córtelo en juliana. Precaliente la parrilla.
2. Cubra la parrilla con una hoja de papel de horno y ordene las hortalizas en fila. Riegue con aceite de oliva.
3. Colóquela en la parrilla caliente durante 5 minutos. Mueva o de la vuelta a las hortalizas de vez en cuando para que el asado sea similar por ambas caras.
4. Disponga las hojas de ensalada en los platos de servir. Bata los ingredientes del aliño.
5. Con un tenedor, de la vuelta a las hortalizas y vuelva a colocarlas sobre la hoja. Cocínelas durante otros 5 minutos hasta que muestren un ligero dorado pero aún algo crujientes.
6. Con una cuchara, sirva las hortalizas sobre la ensalada, aderece con el aliño y sirva de inmediato.

VARIACIÓN

Emplee vino tinto, vinagre de Módena o aromatizado en lugar del vinagre de vino.

Sustituya el calabacín o el pimiento con un bulbo de hinojo cortado en juliana.

TAPENADE DE HIGOS Y ACEITUNAS NEGRAS
CON ENSALADA DE RÚCULA

Esta variante de la receta clásica de tapenade de aceitunas negras es fantástica para extender en tostones de pan frito. Sírvalo como pincho, como comida ligera o como primer plato con una ensalada de rúcula. Por supuesto, puede emplear cualquier tipo de tapenade o anchoïade para este plato.

Para cuatro personas (12 pinchos)

- 4 higos secos, listos para comer, sin tallo y cuarteados
- 250 ml de agua
- 100 g de aceitunas de Kalamata deshuesadas
- ½ cucharadita de semillas de hinojo, molidas
- 2 cucharaditas de ralladura de limón
- ½ cucharadita de pimienta negra recién molida
- 5 cucharadas soperas de aceite de oliva virgen extra
- 4 rebanadas de pan de barra

Para la ensalada de rúcula

- 2 cucharadas soperas de pipas de calabaza
- 6 avellanas del Brasil, picadas
- 1 puñado generoso de rúcula
- 4 mitades de tomate seco envasado en aceite de oliva, cortadas en juliana fina

1. Ponga los higos en un cazo con agua y llévelo a la ebullición. Tape y cueza a fuego lento hasta que se haya absorbido casi todo el líquido, serán unos 20 minutos. Deje enfriar un poco.
2. Ponga en su procesador, o en una batidora, los higos, las aceitunas, las semillas de hinojo, la ralladura de limón y la pimienta negra. Bata hasta conseguir un puré, parando de vez en cuando para raspar 1 o 2 veces las caras del envase arriba y abajo. Con el motor funcionando, agregue despacio dos cucharadas de aceite de oliva.
3. Vierta el puré en un cuenco, cúbralo y refrigere hasta que esté listo para su empleo.
4. Mientras, pinte las rebanadas de pan con una cucharada de aceite de oliva y cocínelas a la plancha hasta que estén doradas y crujientes.
5. Extienda sobre ellos la tapenade de aceitunas e higos.

6. Para la ensalada, corte las avellanas del Brasil y tuéstelas con las pipas de calabaza en una sartén seca hasta que estén un poco doradas.

7. Disponga las hojas de rúcula en los platos y coloque un tostón de pan en el centro. Ordene tiras de tomate seco a su alrededor y espolvoree los frutos secos. Por último, agregue el aceite restante y sirva.

INFORMACIÓN SALUDABLE

Esta receta no solo aporta los saludables beneficios de la aceituna y el aceite de oliva, sino que la adición de higos, semillas de hinojo y ralladura de limón añade una combinación de sabores que no necesita sal. Los higos son una buena fuente de fibra y potasio, que ayuda a reducir la hipertensión. El limón reduce la carga glucémica de la combinación.

ENSALADA DE COLIFLOR Y PIMIENTO MORRÓN

Es una colorida y sabrosa ensalada adecuada para servir combinada con otras o como acompañamiento de asado de frutos secos [*Nut roast*, en inglés].

Para dos personas
- 1 coliflor muy pequeña
- 1 pimiento morrón grande, desgranado y cuarteado
- 4 ramitos de estragón fresco
- 4 ramitos grandes de perejil de hoja lisa
- 20 aceitunas negras deshuesadas y cuarteadas

Para el aliño
- 2 cucharadas soperas de aceite de oliva virgen extra
- 1 cucharadita de vinagre de vino
- Pimienta negra recién molida

1. Cueza la coliflor al vapor durante 4 o 5 minutos; deberían quedar un poco crujiente. Déjela enfriar y separe las cabezuelas.

2. Ase el pimiento hasta que la piel se oscurezca e hinche. Déjelo enfriar 5 minutos y pélelo. Corte en juliana.

3. Pique un ramito grande de estragón y mézclelo con los ingredientes del aliño. Reserve.
4. Disponga el perejil sobre los platos de servir. Cubra con las tiras de pimiento. Puntee con cabezuelas de coliflor y reparta las aceitunas.
5. Aliñe los platos con una cuchara y adorne después con el resto de estragón. Sirva de inmediato.

VARIACIÓN

Añada ½ diente de ajo machacado al aliño. Espolvoree la ensalada con avellana del Brasil o avellana común.

MACEDONIA DE TRES FRUTAS

El vinagre de Módena puede ser muy bueno y también muy malo. Lea con atención la lista de ingredientes. Estos deben ser mosto cocido y vinagre añejo, preferiblemente en ese orden. No adquiera ninguno que contenga caramelo, conservantes u otros aditivos. Sirva el plato como entremés o una comida ligera.

Para cuatro personas
- 1 kiwi, pelado y cortado en rodajas
- 1 caqui *sharon* en rodajas
- 1 tomate en rodajas
- Un puñado de hojas de ensalada
- 1 cucharada sopera de avellanas del Brasil, tostadas en una sartén seca y después picadas.
- 1 tronco pequeño de queso de cabra cortado en lonchas finas
- 1 cucharada sopera de aceitunas negras
- Unos ramitos de perejil o albahaca fresca

Para el aliño
- 3 cucharadas soperas de aceite de oliva virgen extra
- 1 cucharadita de vinagre de Módena de buena calidad
- Pimienta negra recién molida

1. Forme en cada plato un rosetón solapando las rodajas de fruta. Alrededor coloque hojas de ensalada y rellene el hueco con lonchas de queso de cabra. Coloque las aceitunas en los espacios haciendo una composición atractiva y adorne con perejil o albahaca.
2. Mezcle los ingredientes del aliño, sazone al gusto con pimienta y aliñe la macedonia, pero sobre todo la fruta y la ensalada.

INFORMACIÓN SALUDABLE

La dieta del aceite de oliva es rica en frutas y hortalizas, y aquí tiene una estupenda idea para aprovechar las vitaminas, el potasio, los minerales y la fibra con un delicioso plato. Combinarlo con frutos secos le añade grasas saludables y trazas de minerales, como el selenio, un elemento importante para nuestro proceso enzimático. El vinagre de Módena ha sido sujeto de investigaciones que apuntan a un posible efecto beneficioso en la presión sanguínea y la oxidación del colesterol, así como en la carga glucémica.

ENSALADA DE PATATA
CON SALSA DE ALCAPARRA Y HUEVO

La salsa de alcaparra y huevo también combina con una ensalada verde o filetes fríos de pollo. Para la ensalada, puede emplear patatas nuevas o viejas.

Para cuatro personas
- 600 g de patatas peladas
- Pimienta negra recién molida

Para la salsa de alcaparra y huevo
- 1 huevo
- 3 cucharadas soperas de perejil finamente picado
- 50 alcaparras cortadas
- 1 diente de ajo pequeño, picado
- 100 ml de aceite de oliva virgen extra

1. Cueza la patata en agua hirviendo hasta que esté tierna. Después, seque y sazone con pimienta negra. Reserve.
2. Mientras, cueza los huevos, píquelos finos y deje enfriar.
3. Mezcle el huevo con el perejil, las alcaparras y el ajo picado. Añádalo al aceite de oliva.
4. Pase la patata a una ensaladera y aliñe al servir.

TABULÉ ESPECIADO

Este plato típico de Oriente Próximo es un refrescante acompañamiento a casi cualquier parrillada.

Para cuatro personas
- 50 g de *bulgur*
- 6 cucharadas soperas de perejil fresco
- ½ pimiento morrón, desgranado y finamente picado
- 4 cucharadas soperas de aceite virgen extra
- 1 cucharada sopera de zumo de limón
- ¼ cucharadita de canela molida
- ¼ cucharadita de coriandro molido

Para decorar
- Nueces picadas
- Semillas de granada

1. Pase el *bulgur* a un cuenco, cúbralo con agua hirviendo y déjelo reposar media hora.
2. Seque muy bien, exprimiendo con las manos. Déjelo enfriar.
3. Justo antes de servir, mezcle el *bulgur* con el resto de ingredientes y corone con las nueces y las semillas de granada.

INFORMACIÓN SALUDABLE

Este plato está basado en el bulgur, un cereal integral con mucha fibra y minerales. Este trigo ha sido una comida tradicional en Oriente Próximo durante siglos y hace poco se ha vinculado con bajos niveles de compuestos químicos en sangre que son indicadores de inflamación. La granada está llena de vitaminas C y K, además de una importante cantidad de antioxidantes polifenólicos.

ENSALADA DE RAVIOLI Y BRÓCOLI

Una ensalada riquísima que va muy bien en un bufé frío. También puede ser un plato de menú. Necesita un buen aceite, con carácter, así que emplee un aceite de oliva virgen extra del centro de Italia o California.

Para cuatro personas

- 20 g de boletos secos
- Agua hirviendo
- 200 g de cabezuelas de brócoli
- 100 ml de aceite de oliva virgen extra, italiano o californiano
- 1 diente de ajo, pelado y machacado
- 1 cucharadita de salsa de soja
- 25 ml de vinagre
- ½ cucharadita de estragón seco
- 1 pizca de mostaza seca
- 250 g de raviolis pequeños rellenos de queso ricota
- 4 o 5 cebolletas, o un puñado pequeño de cebollinos, finamente picadas
- 2 cucharadas soperas de queso parmesano recién rallado
- Sal y pimienta negra recién molida

1. Cubra los boletos con agua hirviendo y déjelos reposar 30 minutos.
2. Cueza el brócoli al vapor hasta dejarlo tierno, después refrésquelo con agua fría. Si las cabezuelas son muy grandes, córtelas en piezas menores.
3. Escurra los boletos, reservando el líquido para cocinar otro plato, y píquelos finamente.

4. Caliente 1 cucharada de aceite de oliva y poche los boletos con el ajo durante 5 minutos.

5. Agregue la salsa de soja y cueza hasta reducir el líquido. Resérvelos junto al brócoli.

6. Cueza los raviolis en abundante agua con sal y una salpicadura de aceite de oliva durante 6 u 8 minutos hasta que estén *al dente*. Escúrralos, páselos por agua fría y escúrralos de nuevo, después déjelos enfriar.

7. A continuación, elabore el aliño mezclando el vinagre, el estragón y el resto de aceite de oliva. Salpimiente.

8. Para preparar la ensalada, mezcle el brócoli, la combinación de ajo y boletos y los ravioli en una ensaladera, espolvoree las cebolletas y riegue con el aliño. Corone con unas pizcas de parmesano y sirva.

TARTAR DE PESCADO

Cualquier especie de pescado azul, como el atún o el salmón, es adecuada para este clásico primer plato, pero tiene que ser muy fresco. Prepare el plato el día anterior y consérvelo toda la noche en el frigorífico. Sírvalo en rodajitas de pan tostado o empléelo para hacer un pincho muy interesante servido sobre un picatoste.

Para cuatro personas (12 pinchos)
- 300 g de salmón fresco, sin piel ni espinas
- 4 cebolletas, finamente picadas
- 2 cucharadas soperas de alcaparras escurridas y picadas
- 2 cucharadas soperas de menta fresca, picada
- 2 cucharadas soperas de aceite de oliva
- La ralladura y el zumo de ½ limón grande
- 1 pizca de sal, para corregir
- Pimienta negra recién molida

Para servir
- Unos puñados de rúcula
- Aceite de oliva virgen extra
- 3 rebanadas de pan

1. Trocee el salmón fino.
2. Combine con el resto de ingredientes, corrija con sal y pimienta y guárdelo toda la noche en el frigorífico.
3. Sirva acompañado de una ensalada de rúcula sazonada con aceite de oliva. También puede untarlo en las rebanadas de pan, fritas en aceite de oliva y cuarteadas.

ESCALIBADA

Esta ensalada española de verduras asadas es un buen primer plato, aunque también puede servirse como tapa. Es mejor elaborarla con antelación y dejarla reposar un rato antes de servir. Eso dará tiempo a que los sabores se mezclen con el aceite de oliva y hacer que su paladar aún sea mejor. Va muy bien con bollos de avena (véase p. 261).

Para cuatro personas
- 1 berenjena
- 2 pimientos morrones grandes
- 5 o 6 cucharadas soperas de aceite de oliva virgen extra
- Pimienta negra recién molida

1. Precaliente el horno a 190 °C/gas 5.
2. Disponga la berenjena y el pimiento en una bandeja de horno y áselos durante 20 o 30 minutos hasta que estén bien dorados. Deje enfriar y pele.
3. Corte la berenjena en juliana a lo largo y el pimiento a lo ancho.
4. Disponga una fila de tiras de berenjena e intercale las de pimiento para conseguir un enrejado.
5. Sazone con cucharadas de aceite de oliva y espolvoree pimienta negra por encima.
6. Deje reposar hasta llevarlo a la mesa.

POLLO EN SALSA VERDE CON PATATAS NUEVAS

Puede elaborar la salsa verde con antelación y guardarla en el frigorífico durante 2 o 3 días. Es una salsa muy versátil que va bien con cualquier tipo de carne fría. También es una salsa excelente donde mojar alcachofa.

Para cuatro personas

- 500 g de patatas nuevas
- 1 pollo pequeño, cocido y frío
- 1 buen puñado de berros

Para la salsa verde

- 1 huevo
- 5 o 6 filetes de anchoa, picados
- 3 cucharadas soperas de perejil fresco picado
- 3 cucharadas soperas de pepinillos o pepino pequeño encurtido y picado fino
- 2 cucharadas soperas de alcaparras escurridas y machacadas
- 1 diente de ajo, pelado y machacado
- Zumo de 1 limón
- 6 cucharadas soperas de aceite de oliva virgen extra
- Pimienta negra recién molida

1. Cueza la patata al vapor hasta que esté tierna. Empléela fría o caliente, según su preferencia.
2. Cueza el huevo para la salsa. Déjelo enfriar y píquelo.
3. Deshuese la carne de pollo y filetéela.
4. Elabore la salsa mezclando el huevo cocido, la anchoa, el perejil, los pepinillos, las alcaparras y el ajo en un cuenco. Sazone con el zumo de limón, el aceite de oliva y la pimienta negra.
5. Para servir, disponga el pollo y las patatas en los platos, reparta la salsa verde con una cuchara y presente acompañado con berros.

ENSALADA DE JUDÍAS VERDES CON ATÚN

El mejor germinado de judías verdes para esta ensalada y plato principal es el estilo inglés, más cortas que el mungo chino habitual. Sírvala con yogur griego y rebanadas de pan de soda (véase p. 255).

Para cuatro personas

- 1 lata 160 g de lomo de bonito
- 75 g de judías verdes cocidas y cortadas
- 50 g de germinado inglés de judías o garbanzos
- 2 cucharadas soperas de perejil fresco, finamente picado
- 1 cucharada sopera de cebolla roja, finamente picada
- 3 pepinos pequeños encurtidos, finamente picados (opcional)
- 1 cucharada sopera de zumo de limón
- 1 cucharada sopera de aceite de oliva
- Pimienta negra recién molida

Para servir

- Yogur griego
- Rebanadas de pan de soda (véase p. 255)

1. Escurra y deshaga el atún, páselo a un cuenco, agregue el resto de ingredientes y mézclelo todo con cuidado. Procure que el pescado no se desmenuce demasiado. Puede añadir más aceite de oliva si el atún no estaba envasado en aceite.
2. Sirva con yogur griego y rebanadas de pan de soda.

INFORMACIÓN SALUDABLE

Este es un ejemplo clásico del excelente valor nutritivo visto tan a menudo al combinar los ingredientes de la dieta del aceite de oliva. El aceite de oliva añade frescor a la comida, y combina su poderoso antioxidante, el tirosol, con el omega-3 del bonito y la fibra y la vitamina B de las judías. La cebolla roja aporta una buena cantidad, y sus hojas exteriores contienen unos niveles extraordinariamente altos de antioxidantes polifenólicos, entre ellos la antocianina y la quercetina.

Ensalada de pecorino con fruta y aceitunas

Es una ensalada que se puede elaborar todo el año. Escoja fruta de estación y cualquier tipo de aceituna verde que sea de buena calidad. Sirva como primer plato o como algo para picar a la hora de comer acompaña con pan integral.

Para cuatro personas

- 3 corazones tiernos de lechuga, lavados y escurridos
- 1 pomelo pelado y en gajos
- 1 manzana dulce sin corazón y cortada en dados
- 200 g de queso pecorino, desmenuzado o cortado en dados
- 100 g de aceitunas verdes deshuesadas
- 6 cm de pepino, cortado en dados
- 2 cebolletas pequeñas, picadas finas
- Zumo de 1 limón
- 5 cucharadas soperas de aceite de oliva virgen extra

1. Deshoje las lechugas con la mano y alinee las hojas en una ensaladera baja.
2. Corte el pomelo en trozos pequeños y mézclelo con la manzana, el queso, las aceitunas, el pepino y las cebolletas. Con una cuchara, reparta la mezcla sobre las hojas de lechuga.
3. Bata el aceite con el zumo de limón y viértalo sobre la ensalada. Mezcle y sirva de inmediato.

Ensalada de brotes de garbanzo con pollo

Sirva esta sabrosa ensalada crujiente con una también crujiente tortas crujientes de aceite con romero (véase p. 263).

Para cuatro personas

- 1 bulbo de hinojo de tamaño mediano, limpio y cortado en rodajas finas
- 225 g de carne cocida de pollo, cortada
- 225 g de uvas sin pepitas, cortadas por la mitad
- 100 g de brotes de garbanzo
- 4 ramitos de menta fresca, cortados

- 4 o 5 cucharadas soperas de mayonesa clásica (véase p. 182)

Para servir
- Combinación de hojas de ensalada
- Torta crujiente de aceite y romero

1. Cueza el hinojo al vapor durante 5 o 6 minutos hasta que se ablande solo un poco. Déjelo enfriar mientras prepara la chapata.
2. Pique el hinojo al vapor y mézclelo con los demás ingredientes.
3. Sirva sobre una cama de hojas de ensalada con chapata caliente.

INFORMACIÓN SALUDABLE

Los garbanzos son ricos en fibra y minerales, mientras que el hinojo contiene un extraordinario antioxidante llamado anetol, que le proporciona su característico sabor anisado y tiene poderosas propiedades antiinflamatorias. El romero contiene salicilatos antiinflamatorios similares a los de la aspirina y también antioxidantes, como el ácido rosmarínico, también presente en la menta. Sirva aderezada con un chorro de aceite de oliva virgen extra, como de costumbre.

PIMIENTOS ROMANOS
RELLENOS DE ENSALADA DE ENDIVIAS Y APIO

Esta ensalada es tan deliciosa como parece. Si no encuentra pimientos romanos, utilice pimientos morrones de tamaño medio-pequeño.

Para cuatro personas
- 4 pimientos morrones
- Para el relleno
- 300 g de yogur griego
- 50 g de brotes de garbanzos
- 50 g de anacardos, finamente picados
- 2 cucharadas soperas de eneldo finamente picado

- 1 cucharada sopera de pipas de girasol
- 1 cucharada sopera de cebolla roja finamente picada

Para la ensalada de endivias y apio

- 3 o 4 cogollos de endivia, pequeños, cortados en rodajas
- 2 o 3 tallos de apio, cortados en rodajas
- 1 naranja pequeña, pelada y picada
- 2 cucharadas soperas de aceite de oliva virgen extra
- 1 cucharadita de zumo de limón

1. Corte las cabezas de los pimientos y desgránelos. Reserve.
2. Mezcle el yogur griego con los demás ingredientes del relleno hasta obtener una pasta fuerte. Con una cuchara, rellene los pimientos y póngalos una hora a refrigerar.
3. Cuando estén listos para servir, pase los ingredientes de la ensalada a un cuenco, mezcle y aliñe.
4. Corte anillos de pimiento relleno y sirva acompañado de ensalada.

VARIACIÓN

Si no dispone de tiempo, puede rellenar los pimientos con hummus o guacamole preparado.

COGOLLOS DE ENDIVIA
RELLENOS DE HUEVO Y ANCHOA

Sirva este delicioso plato como primero, o doble las cantidades y consúmalo como una comida ligera con pan de soda (véase p. 255). Escoja anchoas enlatadas en aceite de oliva.

Para cuatro personas

- 4 huevos
- 2 cucharadas soperas de mayonesa clásica (véase p. 182)
- 10 tomates cereza, finamente picados
- 2 cucharadas soperas de cilantro fresco
- 3 o 4 cogollos de endivia
- 8 filetes de anchoa
- Aceite de oliva virgen extra

1. Cueza los huevos y píquelos. Añada la mayonesa y triture con un tenedor. Agregue el tomate y el cilantro y reserve.
2. Deshoje 16 hojas grandes de las endivias, y conserve las pequeñas del corazón para otra ensalada.
3. Disponga cuatro hojas por plato. Con una cuchara, rellene el centro de cada una con la mezcla de huevo y tomate y corone con un filete de anchoa.
4. Sirva aderezado con bastante aceite de oliva.

VARIACIÓN

Prescinda de las anchoas si desea una ensalada vegetariana.

ENSALADA DE SALPICÓN DE MARISCO

Esta ensalada tan refrescante procede de Extremadura, en el oeste de España, y a menudo está presente en la oferta de *tapas*. No obstante, es un gran plato de menú por derecho propio y se puede ofrecer como primero si se reduce un poco la cantidad.

Para cuatro personas
- 400 g de una selección de marisco congelado. cocido, incluyendo gambas, calamares y mejillones.
- 1 manzana grande, sin corazón y picada muy fina
- 1 tomate grande, picado muy fino
- 1 pimiento verde, desgranado y picado muy fino
- 1 cebolla pequeña, pelada y picada muy fina
- 4 cucharadas soperas de aceite de oliva virgen extra
- 1 cucharada sopera de vinagre de vino blanco
- 1 puñado de berros

1. Descongele el marisco, escurra y dispóngalo en la bandeja de servir o en platos individuales.
2. Mezcle los demás ingredientes en un cuenco y, con una cuchara, sazone el marisco justo antes de servir.
3. Puntee con ramitos de berros.

Ensalada juliana del chef

Es una ensalada muy versátil porque puede emplear cualquier tipo de verdura, queso o carne del que disponga en el frigorífico, como el resto de un asado, e incluso hortalizas cocidas como guisantes o brócoli.

Para cuatro personas

- ½ cabeza de repollo chino, en juliana
- ½ pimiento verde, desgranado y en juliana fina
- 1 zanahoria pelada y cortada en juliana fina
- ½ apio nabo, pelado y cortado en juliana fina
- 1 puñado de brotes de soja verde
- 150 g de pollo cocido, cortado en juliana
- 100 g de queso semiduro, como gouda o tilsit, cortado en tiras
- Mayonesa clásica (véase p. 182)

1. Pase las hortalizas a un cuenco y agregue los brotes de soja. Añada el pollo y el queso.
2. Reparta con cuidado la mayonesa en un cuenco, procurando no romper las tiras de carne u hortaliza.
3. Para optimizar resultados, póngala a enfriar durante 15 minutos antes de servir, pero no deje demasiado tiempo o la mezcla se espesará.

3. SOPAS Y ENTRANTES CALIENTES

CALDO DE GARBANZOS CON CILANTRO

El peculiar sabor de este caldo, tan rápido de cocinar, depende de las semillas secas de cilantro. Resista la tentación de rematar con coriandro fresco. La hierba fresca se impondrá en el caldo. Para hace de este caldo un plato fuerte, sirva con picatostes cubiertos de queso pecorino curado y rallado.

Para cuatro personas
- 50 ml de aceite de oliva virgen extra
- 1 cucharada sopera de semillas de cilantro enteras.
- 2 cebollas pequeñas, peladas y cortadas en rodajas
- 100 g de champiñón pequeño
- 100 g de garbanzos cocidos o enlatados, escurridos
- 1 cucharadita de orégano seco
- 1 hoja de laurel
- 300 ml de vino blanco
- 400 ml de tomate triturado
- 1 guindilla roja fresca, pequeña
- Pimienta negra recién molida

1. Caliente el aceite de oliva y fría las semillas enteras de cilantro durante treinta segundos.
2. Añada la cebolla y continúe friendo a fuego suave durante 2 o 3 minutos más.
3. Agregue todos los ingredientes y lleve a la ebullición. Cocínelo, sin tapar, durante 18 o 20 minutos para concentrar el sabor.

Sopa de apio nabo y roquefort

Los quesos azules combinan muy bien con varias hortalizas para hacer sopa. El apio nabo le aportará un sabor delicado y peculiar. Si no desea emplear crema, sustitúyala por yogur batido con un poco de fécula de patata para que no se corte.

Para cuatro personas

- 3 cucharadas soperas de aceite de oliva virgen extra
- 2 cebollas peladas y cortadas en rodajas
- 450 g de apio nabo, pelado y cortado en dados
- 1 zanahoria, pelada y cortada en dados
- 750 ml de caldo de gallina o verduras
- 150 ml de crema de leche
- 125 g de roquefort, desmenuzado
- Pimienta negra reciñen molida

1. Caliente el aceite de oliva en una olla y fría con suavidad la cebolla, el apio nabo y la zanahoria durante 3 o 4 minutos para sacar los sabores.
2. Añada el caldo, sazone con pimienta y llévelo a la ebullición. Cubra y cueza a fuego lento durante 20 minutos.
3. Haga un puré con la batidora, devuélvalo a la olla y añada la crema y el queso. Vuelva a calentar, despacio y sin dejar de remover, hasta que el queso se funda. Sirva de inmediato.

VARIACIÓN

A continuación, les proponemos otras combinaciones interesantes:

- Beenleigh azul con brócoli.
- Lanark azul con coliflor.

SOPA DE CALABAZA Y PIMIENTO CON PAN DE AJO

La calabaza está deliciosa como plato vegetariano si se rellena de cebolla y pimiento, o cortada en cubos y servida con una crema de eneldo, pero también hace unas sopas excelentes. Para esta puede emplear el pimiento del color que guste.

Para cuatro o seis personas como plato principal

- 600 g de calabaza, desgranada y picada.
- 1 calabacín, picado
- 1 pimiento morrón, desgranado y picado
- 1 pimiento verde, desgranado y picado
- 50 ml de aceite de oliva virgen extra
- 1 puñadito de cebolletas, 2 o 3 tallos de cebolleta o una chalota
- 2 ramitos de albahaca fresca (opcional)
- 450 ml de agua
- Pimienta negra recién molida

Para el pan de ajo

- 50 ml de aceite de oliva virgen extra
- 2 o 3 dientes de ajo, pelados y machacados
- 1 baguette larga

1. Caliente el aceite de oliva en una olla, añada las hortalizas y póchelos durante unos 5 minutos hasta que empiecen a ablandar.
2. Agregue los demás ingredientes y llévela a la ebullición, cubra y deje cocer a fuego lento durante 30 minutos hasta que todas las hortalizas estén tiernas.
3. Mientras, para preparar el pan de ajo, precaliente el horno a 200 °C/gas 6.
4. Caliente el aceite de oliva en un cazo pequeño y cocine el ajo durante unos minutos hasta que empiece a dorarse. Aparte del fuego de inmediato.
5. Corte la barra de pan por la mitad y abra cada pieza. Unte por completo el pan con el aceite de oliva con ajo y vuelva a colocar el pan para obtener dos mitades de barra.
6. Envuélvalas en papel de horno y cocínelas durante 15 minutos hasta que estén crujientes.

7. Cuando la sopa esté lista, pásela por la batidora o deshágala en un colador, devuelva a la olla y vuelva a calentarla un poco antes de servir con el pan de ajo.

SOPA DE APIO Y TOMATE CON PEREJIL

Haga de esta sopa un plato más sustancioso corone con picatostes de pan integral frito en aceite de oliva y cubiertos de pecorino rallado.

Para cuatro personas
- 1 cabeza de apio pequeña, cortada en rodajas
- 250 g de tomates picados
- 150 g de zanahoria, pelada y picada
- 1 hoja de laurel
- Nuez moscad recién rallada
- Una buena cantidad de pimienta negra recién molida
- 500 ml de agua
- 3 cucharadas soperas de aceite de oliva virgen extra y una cantidad adicional para servir.
- 40 g de perejil fresco picado

Para servir
- Picatostes con queso (opcional)

1. Pase el apio, el tomate y la zanahoria a una olla y añada la hoja de laurel, nuez moscada y pimienta negra. Vierta el agua, incorpore el aceite y llévela a la ebullición.
2. Cubra la olla con la tapa, baje el fuego y deje cocer a fuego lento durante 45 minutos.
3. Haga un puré con la batidora o el colador y vuelva a calentar. Agregue el perejil picado justo antes de servir y tape con grandes picatostes de queso, si gusta.
4. Presente la sopa acompañada de más aceite para sazonarla.

INFORMACIÓN SALUDABLE

La apigenina del apio, los licopenos del tomate, los carotenoides de la zanahoria y los polifenoles del aceite de oliva virgen extra, hacen que esta receta proporcione una maravillosa combinación de antioxidantes naturales.

SOPA AL *PISTOU*

Las excelentes verduras frescas de esta sopa, originaria del sur de Francia, no requieren mucho cocinado. Es mejor dejarlas crujientes.

Para cuatro personas
- 4 cucharadas soperas de aceite de oliva virgen extra
- 1 cebolla grande, pelada y picada
- 2 puerros, arreglados y en rodajas
- 2 zanahorias, peladas y cortadas en dados
- 1 patata grande, pelada y cortada en dados
- 50 g de macarrón
- 3 tomates, pelados y picados
- 225 g de calabacín en rodajas
- 75 g de judías verdes en juliana
- 1 puñado de guisantes frescos o congelados
- ½ lata de 415 g de alubias blancas, escurridas

Para el pistou
- 2 o 3 dientes de ajo, pelados y picados
- 1 puñado de albahaca fresca
- 50 g de queso parmesano recién rallado
- 3 o 4 cucharadas soperas de aceite de oliva
- Pimienta negra recién picada

1. Caliente el aceite de oliva en un cazo y poche la cebolla y el puerro hasta que se ablanden un poco.
2. Añada la zanahoria y la patata y saltee con el aceite. Cubra con agua y llévela a la ebullición. Deje cocer a fuego lento durante 15 minutos.

3. Añada los macarrones y continúe cociendo a fuego lento otros 10 minutos.

4. Agregue el resto de ingredientes de la sopa y cueza a fuego lento 5 minutos más.

5. Mientras, elabore el *pistou* picando el ajo y la albahaca con la batidora. No pique las hierbas demasiado.

6. Incorpore la mitad del parmesano y el aceite en la sopa y sazone con pimienta. Sirva la sopa en tazas acompañadas por el resto del parmesano y el *pistou* en un cuenco aparte para que los comensales se sirvan al gusto.

SOPA DE LENTEJAS Y ZANAHORIA
CON SALSA DE BERROS

Sirva esta vigorizante sopa invernal con pastel crujiente de patata (véase p. 263). Puede cocinar ambas recetas con comodidad en menos de una hora

Para cuatro personas
- 1 cucharada sopera de aceite de oliva virgen extra
- 1 cebolla, pelada y en juliana
- 150 g de zanahoria, pelada y picada
- 50 g de lentejas rojas o partidas
- 700 ml de agua
- ½ cucharadita de tomillo seco o dos ramitos frescos
- 1 hoja de laurel
- Pimienta negra recién molida

Para la salsa de berros
- 1 puñado de berros
- 4 ramitos grandes de perejil fresco
- 100 ml de aceite de oliva virgen extra

1. Caliente el aceite de oliva en una olla y poche la cebolla hasta que empiece a dorarse.

2. Añada las lentejas, la zanahoria, el agua, las hierbas y la pimienta y llévela a la ebullición. Baje el fuego, cubra con la tapa y cueza a fuego lento durante 30 minutos.

3. Saque el ramito de tomillo y la hoja de laurel. Haga puré

con la batidora o con el colador. Después pase de nuevo la sopa a la olla y póngala a fuego muy lento.

4. Mientras, elabore la salsa mezclando los berros, el perejil y el aceite en una batidora o picadora de carne y pique, pero cuidando de no deshacer demasiado las hierbas y que presenten una textura arenosa.

5. Sirva la sopa en tazas y sirva con la salsa aparte.

SOPA SECA DE BRÉCOL AL ESTILO PORTUGUÉS

Las sopas secas están elaboradas con pan, y, en muchos aspectos, son más parecidas a las cazuelas. En vez de servir la sopa sobre el pan, al estilo italiano, el pan se coloca como tapa, horneado para conseguir una cubierta crujiente. Emplee pollo con hueso para una elaboración más rápida. El brécol también puede encontrarse etiquetado como «romanesco».

Para cuatro personas

- 6 cucharadas soperas de aceite de oliva virgen extra
- 2 muslos grandes de pollo, limpios y sin piel
- 450 ml de caldo de gallina
- 1 cabeza de brécol, limpia y cortada en cabezuelas gruesas
- 1 cebolla pelada, cortada en aros gruesos y después cortada
- 2 pimientos morrones, desgranados y cortados
- 2 o 3 ramitos de tomillo limonero fresco
- 4 rebanadas de pan
- Pimienta negra recién molida

1. Precaliente el horno a 200 °C/gas 6.
2. Vierta tres cucharadas de aceite de oliva en una fuente de horno de base gruesa y añada el pollo. Fría rápido hasta conseguir que todo el exterior haya adquirido un ligero tono dorado.
3. Agregue el caldo y sazone con pimienta negra. Lleve la mezcla a la ebullición, cubra con la tapa, baje el fuego y deje cocer a fuego lento durante 15 o 20 minutos hasta que el pollo esté cocinado.
4. Saque el pollo y reserve.

5. Añada el brécol, la cebolla, el pimiento y el tomillo al caldo. Vuelva a cubrir y cueza a fuego lento durante otros 10 minutos.

6. Mientras, deshuese el pollo y córtelo en juliana. Agréguelo al caldo con las hortalizas y el ramito de tomillo y mezcle.

7. Coloque las rebanadas de pan sobre la sopa, hundiéndolas un poco para que absorban algo de caldo. Riegue con el resto de aceite de oliva y lleve al horno precalentado.

8. Hornee durante 10 minutos hasta que el pan esté dorado.

VARIACIÓN

Emplee col rizada, coliflor o brócoli en lugar de brécol.

SOPA ESPESA DE ALUBIAS Y REPOLLO

Esta es la receta, inspirada en la *ribollita* italiana, de una sopa sustanciosa que sería un excelente plato invernal servida con trozos de pan de soda casero (véase p. 255). Si desea intentar algo más auténtico, hoy es posible encontrar col negra de Toscana fuera de Italia. Esta tardará más en cocinarse que la de Saboya.

Para cuatro o seis personas

- 75 g de alubias blancas que hayan pasado la noche a remojo, escurridas
- 1'8 l de caldo de verduras
- 1 cucharada sopera de aceite de oliva virgen extra
- 1 cebolla, pelada y finamente picada
- 1 diente de ajo, pelado y muy picado
- 1 ramito pequeño de romero fresco
- 1 hoja de laurel fresco
- 2 tallos de apio, cortados en juliana fina
- 1 zanahoria, pelada y picada en dados pequeños
- 1 cucharada sopera de tomate triturado
- 1 col de Saboya de tamaño pequeño-mediano, en juliana
- Pimienta negra recién molida

1. Pase las alubias a una olla con 725 ml de caldo, llévelo a la ebullición, cubra con la tapa y deje cocer a fuego lento durante 1 hora hasta que las alubias estén tiernas. Si las alubias son viejas, tardarán un poco más. Saque la mitad de las alubias y reserve.

2. Caliente el aceite en una sartén y poche la cebolla, el ajo, el romero, el laurel, el apio y la zanahoria durante diez minutos hasta que estén blandas pero no doradas. Saque el romero y la hoja de laurel. Agregue todo a la sopa, junto con el caldo restante, el tomate triturado y la col y sazone con pimienta. Vuelva a llevarla a la ebullición y cueza durante 15 minutos.

3. Haga puré con las alubias restantes, empleando una batidora o el colador, y añádalo a la sopa. Pruebe, rectifique la sazón y deje cocer 10 minutos más.

GAMBAS AL ESTILO DE SANLÚCAR

El sur de España es el hogar de este plato un tanto especial que emplea unos picatostes deliciosos para ayudar a romper la costra de gambas. Sírvalo como primero o como plato único.

Para cuatro personas

- 228 de tomate en conserva
- 1 puñado de cebolleta, finamente picada
- ½ cucharadita de orégano seco
- 1 pizca de hinojo, en semilla o hierba
- Sal y pimienta negra recién molida
- 75 ml de aceite de oliva virgen extra
- 4 rebanadas de pan blanco
- 250 g de gambas peladas
- Zumo de ½ limón
- Perejil fresco picado

1. Pase el tomate a una olla y píquelo. Añada la cebolleta, hierbas y sazonadores y lleve a la ebullición. Cubra con la tapa y cueza a fuego lento durante 15 o 20 minutos.

2. Mientras, caliente el aceite de oliva y fría el pan hasta que esté dorado y crujiente por ambas caras. Déjelo escurrir sobre papel de cocina y córtelo en dados.

3. Agregue las gambas al tomate y cuézalas (hasta que adquieran un color rosado, si son frescas). En cualquier caso, las gambas no deben cocer demasiado o se endurecerán.

4. Añada los picatostes, remueva y sirva de inmediato rociadas con el zumo de limón, el perejil y disponga algo más de aceite de oliva en la aceitera para acompañar, como siempre.

INFORMACIÓN SALUDABLE

Todos los ingredientes naturales de esta saludable receta tienen su propio perfil nutritivo. Sin embargo, son las gambas las estrellas del plato. Las gambas son una gran fuente de omega-3 y contienen minerales como selenio y cobre, que participan en el proceso enzimático corporal. Las gambas son especialmente ricas en un compuesto carotenoide llamado astaxantina, que es un poderoso antioxidante.

QUESO FETA ASADO CON TOMATES

Es un plato rápido y fácil, ideal para solucionar una cena tardía o una comida ligera, pero también muy bueno para incluir en una *meze* griega [pronúnciese como *mesé*]. También puede preparar raciones individuales, si gusta.

Para cuatro personas
- 400 g de queso feta de oveja
- 1 tomate corazón de buey, grande y cortado en rodajas muy finas
- 2 cucharadas soperas de orégano seco
- 3 o 4 cucharadas soperas de aceite de oliva virgen extra
- Pimienta negra recién molida

1. Precaliente el horno a 190 °C/gas 4.
2. Disponga el queso sobre una hoja grande de papel de horno y corone con las rodajas de tomate y el orégano. Remate con aceite de oliva y pimienta negra y envuélvalo en un paquete cerrado y suelto.

3. Coloque la bandeja del horno y cocine durante 8 o 10 minutos. Abra el paquete y sirva desde el papel.

VARIACIÓN

Agregue al paquete aceitunas deshuesadas, verdes o negras.

Asado de lechuguitas romanas rellenas

Esta receta emplea el corazón de la lechuga. Si la hortaliza es muy grande, quite las hojas externas y consérvelas para una ensalada. Este plato es un excelente primero.

Para cuatro personas
- 6 lechugas romanas partidas por la mitad
- Aceite de oliva virgen extra

Para el relleno
- 2 cucharadas soperas de alcaparras escurridas
- 3 cucharadas soperas de uvas pasas o sultanas
- 3 piñones tostados en una sartén seca
- 16 aceitunas negras, deshuesadas y cuarteadas
- 2 o 3 cebolletas, finamente picadas
- ½ cucharadita de orégano seco o 1 ramito pequeño de orégano fresco
- Pimienta negra recién molida

1. Pase las alcaparras y las uvas pasas, o las sultanas, a un cuenco y cubra con agua. Deje reposar durante 10 minutos.
2. Escurra, seque y pique junto con los piñones y las aceitunas.
3. Mezcle con la cebolleta, añada 3 cucharadas de aceite de oliva, una generosa cantidad de pimienta y un poco de orégano.
4. Disponga las lechugas con el corte hacia abajo sobre una bandeja de horno cubierta de papel para cocinar y salpique con aceite de oliva. Hornee durante 2 o 3 minutos hasta que los bordes comiencen a chamuscarse. Deles la vuelta, salpique los cortes con más aceite y vuélvalas a hornear durante unos 2 minutos para ablandar el centro.

5. Rellene con la mezcla y ase los últimos 2 o 3 minutos.
6. Sirva de inmediato y remate con más aceite de oliva.

BRÓCOLI CON AVELLANAS Y PIMIENTO MORRÓN

Sirva este plato como un magnífico entrante o en una combinación de menú vegetariano. Si desea variar, espolvoree queso feta desmenuzado y acompañe con bollitos de pan integral para presentar una receta más contundente.

Para cuatro personas

- 2 pimientos morrones de tamaño pequeño-mediano, desgranados y cuarteados
- 60 ml de aceite de oliva virgen extra
- 1 cabeza de brócoli grande, dividida en cabezuelas
- 2 cucharadas soperas de avellanas tostadas en una sartén seca y picadas

1. Disponga el pimiento en una olla poco profunda y salpique con aceite de oliva. Cubra con la tapa y póngala a fuego medio. En cuanto el aceite comience a crepitar, baje el fuego y cocine a fuego lento durante unos 30 minutos hasta que esté tierno. Corte en juliana y reserve el jugo en la olla.
2. Mientras, cueza el brócoli al vapor durante unos diez minutos hasta que esté tierno.
3. Coloque el brócoli en el plato, cubra con pimiento y riegue con el jugo.
4. Remate espolvoreando las avellanas tostadas.

INFORMACIÓN SALUDABLE

Los compuestos sulfurosos del brócoli son de sobra conocidos por sus propiedades saludables. La avellana fue uno de los frutos secos empleados en el estudio Predimed, que demuestra los beneficios de una dieta mediterránea suplementada con frutos secos y aceite de oliva extra virgen.

GAMBAS A LA PARRILLA CON MOJO DE CILANTRO

El mojo es un condimento o salsa muy popular en las islas Canarias. Siempre se ha cocinado con aceite de oliva virgen extra y puede ser, simplemente, especiado o muy picante con pimentón o guindilla. Esta versión es un mojo verde elaborado con hojas de cilantro y pimientos verdes frescos, como el de Padrón, que no son tan picantes.

Para cuatro personas

- 1 puñado de cilantro fresco, cortado
- 3 dientes de ajo
- 2 pimientos verdes, desgranados y cortados
- 1 cucharadita de comino molido
- 1 cucharadita de sal marina gruesa
- 150 ml de aceite de oliva virgen extra español o portugués
- 50 ml de vinagre de vino blanco
- 1 kg de gambas crudas, sin pelar

1. Comience elaborando el mojo. Pase el cilantro, el ajo, el pimiento, el comino y la sal a un mortero y machaque muy bien la mezcla; también puede trabajarla con una batidora o una picadora.
2. Añada el aceite, despacio, machacando o batiendo sin parar. Por último, incorpore el vinagre y deje reposar.
3. Ase las gambas a la plancha hasta que adquieran un color rosado, entonces sirva de inmediato.
4. Sirva la salsa en un cuenco para que los comensales aliñen las gambas tras pelarlas.

SETAS RELLENAS DE ANACARDOS Y ROQUEFORT

Este palto de setas es un excelente primer plato de elaboración sencilla.

Para dos personas

- 4 setas portobello o setas campesinas
- 125 ml de aceite de oliva virgen extra
- 1 cebolla grande, pelada y picada fina
- 250 g de miga de pan integral

- 250 g de queso roquefort desmenuzado
- 75 g de anacardos molidos

1. Precaliente el horno a 190 °C/gas 5.
2. Pinte las setas con aceite de oliva y dispóngalas en una bandeja de horno.
3. Caliente las tres cucharadas soperas de aceite de oliva en un cazo y poche la cebolla hasta que esté blanda.
4. Pase las cebollas a un cuenco y añada las migas, el queso y los anacardos. Ligue con el resto del aceite y use la mezcla para rellenar las setas.
5. Ase durante quince minutos hasta que se hayan hecho y tengan el borde crujiente. Sirva de inmediato.

VARIACIÓN

Agregue hierbas frescas picadas al relleno. Emplee hummus en lugar del anacardo molido, empleando menos aceite para ligar.

FALAFEL DE LENTEJAS Y SALSA TAHINI

Las lentejas no suelen necesitar pasar la noche a remojo, pero en esta receta es esencial. No obstante, después preparará y cocinará el *falafel* en solo 10 minutos. Sirva este plato como primero sobre una cama de rúcula o como parte de una *meze*.

Para doce unidades
- 125 g de lentejas rojas o partidas
- 250 ml de agua
- ½ cebolla roja, pequeña, pelada y picada fina
- 1 cm de raíz de jengibre fresco, pelado y rallado
- 1 puñado de cilantro fresco para dar sabor
- 2 o 3 cucharadas soperas de agua
- Aceite de oliva virgen extra para freír

Para la salsa tahini
- 3 cucharadas de pasta *tahini*
- Zumo de ½ limón
- 1 o 2 cucharadas sopera de agua

1. Ponga las lentejas a remojo la noche anterior.
2. Comience con la salsa *tahini*. Pase la pasta a una taza, o un tazón pequeño, y mezcle con el limón y un poco del agua. La mezcla comenzará a espesarse y después se ablandará hasta adoptar la textura de una crema densa. Añada agua hasta lograr una mezcla espesa pero suelta. Reserve.
3. Cuando se disponga a cocinar el *falafel*, escurra muy bien las lentejas y páselas a la picadora. Añada la cebolla, el jengibre, el cilantro fresco y dos cucharadas de agua.
4. Pique hasta lograr una pasta espesa, deteniéndose a limpiar el vaso una o dos veces. Puede que tenga de dejar descansar a la máquina 2 o 3 veces durante el proceso. La pasta debería presentar la textura de un paté suave. Si queda muy dura, añada algo de agua.
5. Caliente el aceite de oliva en una freidora con el termostato puesto a 180 °C.
6. Modele el asta *falafel* haciendo pequeñas albóndigas achatadas con dos cucharas. Ponga media docena a freír en el aceite y cocine durante 2 minutos hasta que estén bien doradas.
7. Sáquelas y déjelas escurrir en papel de cocina mientras cocina el resto de *falafel*. Sirva frío o caliente con el *tahini*.

QUESO DE CABRA Y *CHATNI* EN PAQUETES DE PASTA FILO

Estos pequeños paquetes son un buen entrante para un menú especial. Sirva con una ensalada de rúcula y brotes de guisante regada con un aliño de aceite de oliva y un toque de mostaza.

Para cuatro personas
- 4 hojas de pasta filo, de 34 x 24 cm aproximadamente
- 2 cucharadas soperas de aceite de oliva virgen extra
- 2 quesos de cabra, blandos y sin corteza
- 4 cucharaditas colmadas de *chatni* de mango (véase p. 162)

1. Precaliente el horno a 180 °C/gas 4.
2. Coloque una hoja de pasta filo sobre una tabla, pinte con aceite de oliva y dóblela una vez. Pinte con más aceite de oliva y vuelva a doblar, de modo que obtenga un cuadrado de cuatro capas.

3. Coloque un cuarto de queso de cabra en el centro del cuadrado y cubra con una cucharadita colmada de *chatni* de mango. Una las esquinas del cuadrado de pasta filo y presione hasta formar un pequeño paquete redondeado. Píntelo bien con más aceite de oliva y cierre la pasta en lo alto del paquete.

4. Repita este proceso con las tres hojas restantes para cocinar 4 paquetes. Colóquelos en el horno y cocínelos durante 10 minutos hasta que estén ligeramente dorados y crujientes.

VARIACIONES DE LOS RELLENOS

- Salmón ahumado, picado, con crema de queso y pimentón.
- Carne blanca de cangrejo mezclada con requesón, jengibre rallado y cebolletas.
- Crema de roquefort, puré de patata y berros picados.

4. PLATOS PRINCIPALES

Plumas con pesto de brócoli

Se trata de una variación muy interesante del tema pesto. Sobre todo, es muy adecuada para pasta tubular, como plumas o rigatoni, pero también es apropiada para espirales de pasta y *orecchiette*. Para platos más saludables, escoja pasta integral. Conserve los tallos de brócoli y empléelos en sopas o combinado con asados vegetales o guisos.

Para cuatro personas
- 350 g de pasta tubular, como las plumas
- 400 g de brócoli calabrés
- 2 ramitos grandes de albahaca fresca
- 2 ramitos grandes de perejil fresco
- 1 diente de ajo pequeño, pelado y picado
- 75 g de piñones
- Alrededor de 150 ml de aceite de oliva virgen extra
- 75 g de queso parmesano recién rallado
- Sal y pimienta negra recién molida

1. Cueza la pasta en abundante agua hirviendo con sal, siguiendo las instrucciones del fabricante hasta que estén cocidos *al dente*.
2. Corte las cabezuelas del brócoli y páselas a la batidora, o la picadora, con la albahaca, el perejil, el ajo y los piñones. Sin detener el motor, salpique con aceite de oliva hasta lograr una mezcla espesa y suave.
3. Escurra la pasta y pásela a la fuente de servir.
4. Incorpore el parmesano al pesto y reparta sobre la pasta con una cuchara. Sirva de inmediato.

INFORMACIÓN SALUDABLE

El coprotagonista indiscutible de este plato es el brócoli, rico en glucosinolatos. El brócoli ha sido calificado como «superalimento» gracias a sus propiedades antioxidantes y antiinflamatorias que esos componentes sulfurosos han demostrado en tantos estudios. Como los polifenoles del aceite de oliva virgen extra, su efecto puede protegernos de cánceres y enfermedades coronarias.

PASTA CON SEMILLAS TOSTADAS Y QUESO FETA

Un plato de pasta delicioso y distinto. Las semillas le aportan una interesante textura crujiente y el feta proporciona un fuerte sabor cremoso.

Para cuatro personas

- 400 g de pasta, como las plumas o conchas
- 2 cucharadas soperas de pipas de calabaza
- 2 cucharadas soperas de piñones
- 2 cucharadas soperas de semillas de sésamo
- 6 cucharadas soperas de aceite de oliva virgen extra
- La ralladura de un limón
- Zumo de dos limones
- 20 aceitunas de Kalamata, deshuesadas y partidas a la mitad
- 250 g de queso feta desmenuzado
- Sal y pimienta negra recién molida

1. Cueza la pasta en abundante agua salada, siguiendo las instrucciones del fabricante hasta que dejarla *al dente*.
2. Ase a fuego medio las pipas de calabaza, los piñones y el sésamo en una sartén seca, hasta que estén bien doradas y estallando. Reserve.
3. Escurra la pasta y pásela de nuevo a la olla. Salpique con aceite de oliva y remueva para impregnar. Caliente y añada la ralladura, el zumo, las aceitunas y el queso feta. Sazone con pimienta.
4. Sirva de inmediato coronada con la mezcla de semillas.

Cavatelli con habas y guisantes

Esta receta es muy fácil, rápida y tiene un sabor exquisito. Aguarde a la temporada de habas y cocínelas tal cual, sin pelar. Fuera de temporada, o si cocina habas congeladas, están mejor peladas.

Para cuatro personas

- 300 g de habas frescas con cáscara
- 4 cucharadas soperas de aceite de oliva virgen extra
- 1 cebolla pequeña, pelada y picada
- 1 diente de ajo
- 1 guindilla roja fresca, finamente picada
- 100 g de guisantes
- 2 o 3 cucharadas soperas de agua o caldo de verduras
- 400 g de pasta cavatelli
- 200 g de requesón desmenuzado
- 30 g de menta fresca, cortada
- Sal

1. Escalde las habas en agua hirviendo ligeramente salada. Escurra las habas, refrésquelas con agua helada, séquelas y, por último, pélelas si fuese necesario.
2. Caliente el aceite en un cazo y saltee la cebolla, el ajo y la guindilla hasta que se pongan tiernos. Agregue las habas, los guisantes y el agua, o caldo de verduras, y cueza hasta que el líquido se haya evaporado y las verduras estén tiernas, que serán unos 5 minutos.
3. Mientras, cueza la pasta en abundante agua salada, siguiendo las instrucciones del fabricante hasta dejarla *al dente*. Escúrrala y pásela directamente al cazo con la salsa de habas.
4. Justo antes de servir, salpique con el requesón desmenuzado y las hojas de menta. Sirva acompañada de una aceitera con aceite de oliva virgen extra, como de costumbre.

Buñuelos de queso griego con mezcla de remolacha

Sirva estos dos platos complementarios acompañados de *bulgur* mezclado con pistachos picados.

Para dos personas

- 100 g de queso halloumi picado en dados pequeños
- 75 g de queso feta, desmenuzado
- 4 cucharadas soperas de harina
- 2 cucharadas de leche
- 3 o 4 cucharadas soperas de cilantro fresco picado
- ¼ de cucharadita de comino o semillas de comino, tostadas en una sartén seca
- 1 huevo batido
- Aceite de oliva virgen extra, para freír

Para la mezcla de remolacha

- 1 cucharada sopera de aceite de oliva virgen extra
- 300 g de hojas de remolacha roja, pequeña, pelada y picada
- 150 g de remolacha (dos unidades pequeñas)
- La ralladura y el zumo de 1 naranja pequeña
- Pimienta negra recién molida

1. Comience con la mezcla de remolacha. Caliente aceite de oliva en un cazo e incorpore las hojas de remolacha. Deje sofreír a fuego lento.
2. Agregue los dados de remolacha, la ralladura y el zumo de naranja y sazone con pimienta. Llévela a la ebullición y remueva mientras hace los buñuelos.
3. Para hacer los buñuelos, mezcle los quesos, la harina, la leche, las hierbas, la pimienta y el huevo.
4. Caliente el aceite en una sartén y fría cucharadas de mezcla durante unos 3 o 4 minutos hasta que un lado empiece a estar dorado, después deles la vuelta para que se dore el otro.
5. Sirva de inmediato con la calabaza.

INFORMACIÓN SALUDABLE

La remolacha es una fuente excepcional de fitonutrientes llamados betalaínas. Uno de ellos, llamado betanina, ha sido objeto de estudios que demostraron sus importantes efectos antioxidantes y antiinflamatorios. Como sucede con muchas vitaminas y antioxidantes liposolubles, la absorción de este tipo de componentes se potencia al combinarlos con aceite de oliva.

JUDIONES GRIEGOS CON CILANTRO

Estas maravillosas alubias griegas son muy parecidas a las alubias de manteca, y puede emplearlas en su lugar si no las encontrase. El empleo de alubias enlatadas disminuye de modo considerable el tiempo de elaboración, pero la textura no será la misma. No añada sal al agua de cocer, pues tiende a endurecer las alubias. Sirva este suculento plato con queso feta desmenuzado sobre rebanadas de pan integral y tuéstelo bajo el fuego del horno.

Para cuatro personas

- 100 g de judiones
- 6 cucharadas soperas de aceite de oliva virgen extra
- 200 g de tomates pequeños
- 2 cebollas pequeñas, peladas y picadas finas
- 2 cucharadas soperas de cilantro fresco
- 2 o 3 cucharadas soperas de vino blanco
- Pimienta negra recién molida

1. Ponga las alubias en una olla, cúbralas con agua abundante. Llévela a la ebullición. Quite cualquier espuma que se forme. Cubra con la tapa y baje el fuego hasta que las alubias cuezan a fuego lento. Cocínelas durante 1½ o 2 horas, agregando agua hirviendo si fuese necesario. Cuando estén cocidas, escurra y reserve.
2. Precaliente el horno a 200 °C/gas 6 y cubra una bandeja con papel. Salpique la bandeja con dos cucharadas de aceite de oliva.

3. Corte lo tomates por la mitad, en horizontal, y colóquelo sobre la bandeja de horno. Ase durante unos 20 minutos hasta que empiecen a ponerse un poco dorados. Aparte del fuego y ralle en un cuenco, desechando la piel.

4. Caliente el resto del aceite de oliva y fría la cebolla durante 2-3 minutos hasta que empiece a ablandar. Añada el tomate pelado y continúe cocinando 2 o 3 minutos más. Agregue la mitad del cilantro y las alubias cocidas. Mezcle y añada el vino. Lleve la mezcla a la ebullición y cocine 1 minuto más.

5. Agregue el resto de cilantro, sazone con pimienta y sirva de inmediato, acompañado con aceite de oliva virgen extra para finalizar el plato.

CAZUELA LIBANESA DE BERENJENA

Esta receta, inspirada en un plato de Oriente Próximo, es muy versátil. Consúmalo caliente con *bulgur* o arroz integral, frío como primer plato o sírvalo como parte de una *meze* acompañado con pan de pita.

Para cuatro personas

- 4 berenjenas pequeñas o 2 medianas
- 1 cebolla pelada
- 2 tomates maduros, pelados
- 4 dientes de ajo, pelados
- 100 g de garbanzos cocidos o envasados, escurridos
- 3 tomates secos, picados
- 4 cucharadas soperas de perejil fresco picado
- 100 ml de zumo de tomate
- 4 cucharadas soperas de aceite de oliva virgen extra
- ¼ de cucharadita de canela molida
- Pimienta negra recién molida

1. Abra las berenjenas a lo largo, sin llegar a partirlas. Colóquelas en una olla profunda, con tapa, y de modo que queden bastante juntas.

2. Corte la cebolla y el tomate en cuatro rodajas horizontales. Coloque una rodaja de cebolla, de tomate y un diente de ajo en la abertura de cada berenjena pequeña o a lo largo si son grandes.

3. Salpique con los garbanzos, el tomate seco y el perejil. Agregue el zumo de tomate y el aceite de oliva. Salpique con canela y pimienta.
4. Lleve la cueza a la ebullición. Baje el fuego, cubra con la tapa y deje cocer a fuego lento durante 40 minutos. Destape y continúe cocinando suave durante 15 minutos más para reducir el jugo.

VARIACIÓN

Emplee un poco menos de zumo de tomate y cubra con rodajas de patata. Hornee a 180°/gas 4 durante una hora, aproximadamente, para hacer una cazuela caliente de berenjena.

INFORMACIÓN SALUDABLE

Aquí la canela añade un toque especiado, y el cinamaldehído, la sustancia que proporciona su aroma y sabor únicos, puede tener efectos beneficiosos en la coagulación de la sangre y la actividad antimicrobiana. Cocerlo tapado, empleando las reglas de la cazuela tayín, hace que los nutrientes permanezcan en el plato. El sésamo contiene muchos minerales y antioxidantes lignanos, como sesamina y fitoesteroles, que han demostrado disminuir el nivel de colesterol.

ASADO DE FRUTOS SECOS ENVUELTOS EN ESPINACA CON SALSA PICANTE DE YOGUR

Para esta receta se puede emplear cualquier verdura de hoja verde, como la espinaca, el repollo o la acelga. Si escoge cocinar acelgas, corte los tallos y empléelos en lugar del apio. Este asado de frutos secos es también un delicioso plato frío acompañado con una ensalada.

Para seis personas

- 6 hojas grandes, como la espinaca
- 30 ml de aceite de oliva virgen extra
- 1 cebolla grande, pelada y finamente picada

- 1 diente de ajo, pelado y finamente picado
- 1 tallo de apio, finamente picado
- 1 berenjena pequeña, cortada en dados pequeños
- 100 g de zanahoria, pelada y rallada
- 150 g de una combinación de frutos secos molidos, como avellanas del Brasil, nueces o avellana común
- 100 g de pan integral desmenuzado
- 2 cucharadas soperas de perejil fresco finamente picado
- 1 cucharada sopera de albahaca fresca finamente picada
- 1 cucharadita de orégano seco
- 1 huevo grande, batido
- El zumo de 1 limón
- Pimienta negra recién molida

Para la salsa picante

- 4 cucharadas soperas de cebollas rojas, finamente picadas
- 4 cucharadas soperas de pepino, finamente picado
- 2 guindillas pequeñas, frescas, desgranadas y finamente picadas
- El zumo de 2 limones
- 125 ml de yogur griego

1. Precaliente el horno a 180°C/gas 4. Engrase y cubra un molde para pan de 900 g con aceite de oliva y papel de horno.
2. Escalde las hojas verdes cubriéndolas con agua hirviendo, sumérjalas después en agua fría. Corte los tallos y seque con papel de cocina. Cubra con las hojas el molde ya dispuesto.
3. Caliente el aceite de oliva para el pastel de frutos secos en una sartén grande y fría la cebolla, el ajo y el apio durante 3 o 4 minutos hasta que se ablanden un poco. Agregue la berenjena y continúe cocinando a fuego medio, removiendo de vez en cuando hasta que ablande. Añada la zanahoria y reserve.
4. Si fuese necesario, muela los frutos secos en un procesador de alimentos, después páselos a un cuenco grande con el pan. Añada la mezcla vegetal y el resto de ingredientes.
5. Con una cuchara, reparta sobre el molde cubierto con las hojas. Ase durante una hora, aproximadamente, hasta que un palillo clavado en el centro salga limpio.

6. Por último, elabore la salsa picante mezclando todos los ingredientes.

7. Para presentar, pase el asado de frutos secos a una fuente de servir grande y córtelo en porciones gruesas. Ponga la salsa aparte y algo de aceite de oliva.

Marisco frito especiado con fideos chinos

Esta es una receta rápida que brinda un plato excelente cuando no se dispone de tiempo. Puede emplear cualquier tipo de fideos chinos secos, pero las mejores opciones son los integrales o de trigo sarraceno.

Para cuatro personas

- 125 g fideos chinos
- 2 cucharadas soperas de aceite de oliva virgen extra
- 2 zanahorias, peladas y cortadas en finas rodajas inclinadas
- 1 cucharada sopera de jengibre fresco, rallado
- 300 g de rape, limpio de espinas y cortado en trozos
- ½ o 1 cucharadita de pimienta de Sichuan o guindilla
- ½ cucharadita de cinco especias en polvo
- 75 g de judías verdes, pequeñas
- 175 g de gambas grandes, peladas
- 8 cebolletas, cortadas
- 1 cucharada sopera de vino blanco
- 1 chorrito de salsa de soja
- Unos ramitos de perejil de hoja plana para adornar

1. Comience a cocinar los fideos siguiendo las instrucciones del fabricante. Una vez cocidos, añada un poco de aceite de oliva virgen extra y manténgalos calientes.

2. A continuación, caliente el resto aceite de oliva en un *wok* o en una sartén profunda y fría la zanahoria y el jengibre durante 2 minutos sin dejar de remover. Agregue el rape, la pimienta de Sichuan o la guindilla y las cinco especias en polvo y fría durante 3 o 4 minutos sin dejar de remover.

3. Añada el resto de ingredientes, incluyendo los fideos cocidos, y mezcle removiendo durante 1 o 2 minutos hasta que

todo se haya calentado. Sirva de inmediato adornado con ramitos de perejil.

VARIACIÓN

Emplee vieiras en vez de rape.

INFORMACIÓN SALUDABLE

Muchas recetas asiáticas combinan especias como la guindilla y el jengibre. Al cocinarlos, sobre todo, con aceite de oliva, la mezcla final de ingredientes puede resultar en una poderosa combinación de antioxidantes. El picante de la guindilla procede de la capsaicina, que tiene efectos antiinflamatorios, e incluso analgésicos, lo cual es especialmente interesante frente a la artritis. Al mismo tiempo, el jengibre contiene gingerol, que también posee propiedades antiinflamatorias y ayuda a regular el sistema digestivo.

Atún con ajo, judías verdes y guindilla

Para un resultado mejor, pídale a su pescadero que le corte los filetes de atún muy finos. Cocínelo rápido, colocando las piezas de pescado en una sartén caliente, dando la vuelta a la primera cuando se haya colocado la última. Debería quedar una delgada línea de pescado crudo en el centro de cada filete. El *vincotto* es un condimento dulce típico del sur de Italia. Se elabora hirviendo el mosto de uva hasta que espesa y adopta una consistencia parecida a la del jarabe. Si no encuentra *vincotto*, emplee vinagre de Módena.

Para dos personas
- 225 o 350 g de judías verdes, con la cáscara, si fue necesario
- 100 ml de aceite de oliva virgen extra
- 2 o 3 dientes de ajo, pelados y finamente picados
- 1 guindilla roja, pequeña, desgranada y finamente picada
- 200 g de filetes de atún, finos

- Un chorrito de *vincotto* o vinagre de Módena
- Unas cuantas hojas de albahaca fresca

1. Cueza las judías al vapor hasta que estén *al dente*, o casi tiernas.
2. Caliente la mitad del aceite y fría el ajo hasta que estén ligeramente dorado, pero no deje que se queme. Añada la guindilla picada y fríala a fuego vivo durante 1 minuto. Agregue las judías y mezcle removiendo durante 1 o 2 minutos más.
3. Pinte cada cara de los filetes de atún con aceite de oliva.
4. Ponga una sartén pesada al fuego hasta que esté bien caliente. Cocine cada cara de los filetes de atún a fuego vivo durante unos 30 segundos, dejando que el centro quede crudo.
5. Distribuya las judías en platos calientes y cúbralas con los filetes de atún. Añada un chorrito de *vincotto*, o vinagre de Módena, y salpique con el resto de aceite de oliva. Adorne con las hojas de albahaca fresca.

PAQUETES DE BACALAO CON FIDEOS CHINOS

A menudo, en el norte de Italia, los fideos planos chinos se cocinan de este modo y son una buena cama para cualquier tipo de filetes o escalopes de pescado blanco. Los vegetarianos pueden sustituir el bacalao por queso Fontina. Es un excelente plato único cuando no se dispone de tiempo.

Para cuatro personas
- 225 g de fetuccini o fideos chinos planos
- 6 cucharadas soperas de aceite de oliva virgen extra
- 2 dientes de ajo, pelados y machacados
- 1 guindilla fresca, pequeña, desgranada y finamente picada
- 500 g de tomates maduros, pelados y cortados en dados
- 1 cucharada sopera de puré de tomate
- 12 o 14 aceitunas negras sin hueso
- 1 cucharada sopera de alcaparras (opcional)
- 200 g de filetes de anchoas enlatadas, escurridas
- 4 filetes o escalopes de bacalao o eglefino, cortado cada uno en 2 o 3 piezas

- 2 cucharadas soperas de cilantro fresco
- Pimienta negra recién molida

1. Precaliente el horno a 200°C/gas 6 y forre con papel unos moldes individuales, dejando bastante para doblar por encima.
2. Cueza parcialmente los fideos en abundante agua hirviendo, ligeramente salada, durante 3 o 5 minutos.
3. Mientras, caliente el aceite en un cazo y sofría el ajo y la guindilla durante 2 o 3 minutos. Agregue el tomate, el puré, las aceitunas, las alcaparras y cocine durante 10 minutos a fuego medio, sin dejar de remover.
4. Escurra muy bien la pasta y repártala en los moldes. Cúbralos con la salsa, las anchoas y, por último, los trozos de pescado. Cierre los paquetes de papel, dejando un buen espacio entre la cubierta y los ingredientes, de modo que el vapor pueda circular por dentro.
5. Hornee durante unos 15 minutos, hasta que la pasta y el pescado estén hechos.
6. Abra los paquetes en la mesa, espolvoree con pimienta y cilantro y consuma en el paquete de papel.

PASTELES DE PESCADO
CON SALSA DE REMOLACHA Y ENELDO

Esta es un buen modo de aprovechar la oferta de pescado más barata, como el abadejo, pero también sale muy bien con salmón. Puede adquirir remolacha cocida envasada al vacío, lo cual le ahorrará tiempo de cocinado.

Para cuatro personas
- 450 g de patatas
- 1 o 2 cucharadas soperas de aceite de oliva virgen extra
- 450 g de filetes de pescado blanco, sin piel si fuese preciso
- 4 cucharadas soperas de leche
- 4 cucharadas soperas de agua
- 4 o 6 cebolletas, picadas finas
- 2 cucharadas soperas de semillas de sésamo
- 4 cucharadas soperas de miga de pan
- Aceite de oliva extra virgen para freír

Para la salsa de remolacha y eneldo

- 350 g de remolacha, cocida y cortada en dados pequeños
- ½ cebolla roja, pequeña, pelada y finamente picada
- 1 puñadito de eneldo fresco, picado
- 2 cucharadas soperas de aceite de oliva virgen extra
- 2 cucharadas soperas de zumo de limón

1. Cueza las patatas en agua hirviendo hasta que estén tiernas. Pélelas y macháquelas con un tenedor. Añada el aceite de oliva para darle sabor y reserve.
2. Cueza los filetes de pescado con un poco de leche y agua en una sartén durante 3 o 5 minutos, según el grosor de las piezas, dándoles la vuelta una vez. Escurra bien el pescado y compruebe que no quedan espinas. Desmenúcelo y mezcle con la patata y la cebolleta. Deje enfriar la mezcla.
3. Elabore la salsa mezclando en un cuenco la remolacha con los demás ingredientes. Reserve hasta que la necesite.
4. Amase la mezcla de pescado y patata formando pasteles grandes. Pase las semillas de sésamo y la miga de pan a un cuenco poco profundo, mezcle y cubra los pasteles.
5. Caliente un poco de aceite de oliva y fría los pasteles de pescado durante 8 o 10 minutos hasta que adquieran un ligero tono dorado por ambas caras. Sirva con la salsa de remolacha y eneldo.

LUBINA CON PLÁTANOS Y ZANAHORIAS AL ESTRAGÓN

Los mejores plátanos para esta receta son esas pequeñas delicias de Madeira o Canarias. No obstante, también puede emplear plátanos caribeños, más grandes, o de cualquier otro tipo.

Para cuatro personas

- 4 filetes de lubina, o de cualquier otro pescado blanco, de buen tamaño y sin piel
- 120 ml de aceite de oliva virgen extra
- 6 plátanos pequeños, o 4 grandes, pelados y partidos en dos mitades a lo largo
- El zumo de 1 limón
- Una buena cantidad de pimienta negra machacada

Para las zanahorias al estragón

- 4 cucharadas soperas de agua
- 6 cucharadas soperas de aceite de oliva virgen extra
- 400 g de zanahorias, peladas y cortadas en rodajas finas
- 4 ramitos de estragón fresco, picado
- Pimienta negra recién molida

1. Comience preparando la zanahoria. Vierta el agua y el aceite en un cazo y llévelo a la ebullición. Añada la zanahoria, el estragón y una buena cantidad de pimienta negra recién machacada. Cubra con la tapa. Cueza durante unos 20 minutos hasta que la zanahoria esté muy tierna, destape y evapore cualquier cantidad de líquido restante.
2. Sazone el pescado con la pimienta.
3. Caliente el aceite en una sartén pesada y fría el pescado por ambas caras durante 2 o 3 minutos, según el grosor de los filetes. Cuando le dé la vuelta a los filetes, agregue las mitades de plátano y continúe friendo hasta que el pescado esté en su punto.
4. Distribuya en los platos de servir y salpique con zumo de limón. Sírvalo con la zanahoria.

Salmón con puerros pochados y arroz a las hierbas

Esta combinación es una maravilla y, además, los puerros así cocinados van muy bien como guarnición de todo tipo de carnes a la parrilla y otros pescados, o fríos con vinagre o limón exprimido.

Para cuatro personas

- 400 g de puerros
- 120 ml de aceite de oliva virgen extra
- 400 g de filetes de salmón, sin piel
- Pimienta negra recién molida

Para el arroz de hierbas

- 200 g de arroz largo
- 1 cebolla, pelada y picada fina
- 2 cucharaditas de aceite de oliva virgen extra

- 400 ml de agua
- 6 cucharadas soperas de hierbas frescas, picadas
- Pimienta negra recién molida

1. Corte el puerro por la mitad y corte cada porción a lo largo. Colóquelo con el corte hacia abajo sobre una sartén poco profunda y vierta el aceite. Cocine a fuego medio y, en cuanto el aceite comience a chisporrotear, baje el fuego tanto como sea posible y cubra con una tapa. Déjelo pochar durante 15 minutos.
2. Mientras, prepare el arroz a las hierbas. Pase el arroz, la cebolla y el aceite de oliva en una olla y remueva a fuego fuerte durante 1 minuto. Añada el agua, remueva y lleve a la ebullición. Remueva una última vez y cubra con la tapa. Reduzca el fuego y cocine a fuego lento durante 13 o 14 minutos hasta que el arroz esté hecho y haya absorbido todo el líquido. Mézclelo con las hierbas frescas y sazone con pimienta negra.
3. Después de pochar los puerros durante 15 minutos, coloque encima las piezas de salmón y espolvoree con pimienta negra. Vuelva a tapar y cocine durante 10 minutos, dándole la vuelta al pescado una vez.
4. Para servir, reparta el arroz sobre los platos con una cuchara, corone con los puerros y el salmón y riegue con el jugo.

SALMÓN CON JENGIBRE Y CEBOLLETAS SOBRE UNA CAMA DE ACELGA ARCO IRIS

Hoy tenemos disponible en establecimientos todo tipo de acelgas y hojas de remolacha, y cualquiera de ellas es una magnífica cama donde presentar el pescado. Si prefiere cocinar espinacas, reduzca el tiempo de cocinado a unos 5 minutos. Las cantidades son para una sola ración, así que multiplique las cantidades según el número de comensales.

Para una persona
- 150 g de filetes de salmón, sin piel
- 1 cm de raíz fresca de jengibre, pelada y rallada
- ½ cebolleta gruesa, o 3 o 4 pequeñas, cortadas en rodajas finas

- 3 cucharadas soperas de aceite de oliva virgen extra
- 150 g de acelga arco iris, acelga común u hojas de remolacha, lavadas y secas

Para servir

- Patatas nuevas no muy machacadas y espolvoreadas con semillas de sésamo

1. Si dispone de un recipiente bastante grande para cocer al vapor, empléelo, si no, coloque el plato sobre un cazo con agua hirviendo.
2. Pinte el salmón con un poco de aceite de oliva y colóquelo en el plato. Disponga el jengibre sobre el pescado y cubra con la cebolleta. Agregue dos cucharadas de aceite de oliva sobre el salmón. Cubra con un cuenco sopero.
3. Para cantidades más abundantes, emplee un plato mayor y una sartén. Cubra con la tapa de un cazo o una fuente. Deje cocer al vapor durante 12 o 15 minutos hasta que el pescado esté en su punto. El tiempo variará según el grosor del filete.
4. Pase el resto del aceite a otro cazo y agregue la acelga o la remolacha. Tape y deje sofreír a fuego lento. Eso también llevará 12 o 15 minutos. Una vez los vegetales hayan alcanzado la textura deseada, destape y deje evaporar cualquier cantidad de líquido restante.
5. Con una cuchara, disponga la acelga en el plato de servir y corone con el salmón y todo su jugo. Sirva con patatas nuevas no muy machacadas y salpicadas con semillas de sésamo.

CAZUELA DE POLLO
CON TOMATE Y ACEITUNAS VERDES

Esta deliciosa receta procedente de la hermosa isla de Santa Lucía es un excelente plato único. Doble las cantidades si ha invitado a cenar a un grupo de amigos.

Para cuatro personas

- 2 o 3 dientes de ajo, pelados y machacados
- 2 cucharaditas de vinagre de vino
- Un pollo de 1½ kg, sin piel y partido en ocho trozos
- 4 cucharadas soperas de aceite de oliva virgen extra

- 2 cebollas grandes, peladas y cortadas en tajadas
- 225 g de arroz de grano largo
- 225 g de tomates enlatados
- 25 g de uvas pasas
- 1 guindilla roja entera
- 1 puñadito de cebollino fresco, cortado
- 1 cucharada sopera de tomillo fresco, o 1 cucharadita si fuese seco
- 12 aceitunas verdes, sin hueso
- 750 ml de agua hirviendo

Para servir
- Arroz, *bulgur* o quínoa

1. Mezcle el ajo con el vinagre y frote las piezas de pollo.
2. Caliente el aceite en una olla grande y fría las piezas de pollo hasta que estén doradas.
3. Agregue el resto de ingredientes y llévelo a la ebullición. Cubra con una tapa y deje cocer a fuego lento durante unos 35 minutos, o hasta que se haya absorbido el agua y el arroz esté hecho. Remueva de vez en cuando para que no se pegue.
4. Aparte la guindilla antes de servir con el arroz, el *bulgur* o la quínoa.

CAZUELA DE POLLO A LA NORMANDA

Las ciruelas pasas aportan un toque delicioso a este plato procedente del noroeste francés. Es probable que el aceite de oliva no sea la grasa habitual de la zona, pero le proporcionará una mayor dimensión al plato. No hay necesidad de pelar la manzana.

Para cuatro personas
- 2 cucharadas soperas de harina bien colmadas
- 1 cucharadita de pimienta de Jamaica
- 1 cucharadita de pimienta negra recién molida
- 8 muslos de pollo, o 4 pechugas o muslos enteros, sin piel
- 4 cucharadas soperas de aceite de oliva virgen extra
- 1 cebolla grande, pelada y cortada
- La ralladura fina de ½ limón

- 300 ml de sidra seca normanda
- 150 ml de caldo de pollo
- 12 g de ciruelas pasas, dejadas toda la noche a remojo
- 1 cucharadita de bayas de enebro, rotas

Para adornar
- 2 manzanas, sin corazón y cortadas en anillos
- 2 cucharadas soperas de aceite de oliva virgen extra

1. Mezcle la harina, la pimienta de Jamaica y la pimienta negra. A continuación, espolvoree las piezas de pollo con la harina sazonada.
2. Caliente el aceite en una olla profunda con tapa. Agregue el pollo y fríalo durante 3 o 4 minutos hasta que todas las caras adquieran color. Sáquelo de la olla y resérvelo caliente.
3. Pase la cebolla y la ralladura de limón a la fuente y fría durante 2 o 3 minutos. Añada la sidra y el caldo de pollo y llévelo a la ebullición. Lleve de nuevo el pollo a la olla. Cubra con la tapa y deje cocer a fuego lento durante 20 minutos.
4. A continuación, agregue las ciruelas y las bayas y continúe cociendo a fuego lento durante 20 o 30 minutos más hasta que el pollo esté cocinado y tierno.
5. Cuando esté finalizando el tiempo de cocción, corte la manzana y fríala en aceite de oliva virgen extra hasta que esté ligeramente dorada por ambas caras. Reparta los anillos de manzana y parte del jugo sobre el pollo y sirva de inmediato.

POLLO A LA MORUNA
CON NARANJA, LIMA Y *BULGUR* AL CILANTRO

Este plato se puede cocinar sobre el fogón o en el horno. Esta última opción puede llevar algo más de tiempo, pero es muy útil si lo desea servir acompañado de hortalizas asadas o boniatos horneados en su piel en vez de *bulgur*.

Para cuatro personas
- 8 muslos de pollo con hueso y cortados en 2 piezas
- 5 cucharadas soperas de aceite de oliva virgen extra
- El zumo de 2 naranjas. Reserve las cáscaras y córtelas por la mitad

- El zumo de dos limas
- 4 cucharadas soperas de caldo de pollo
- 4 cucharadas soperas de vino blanco
- 2 cucharadas soperas de alcaparras
- 2 cucharadas soperas de uvas pasas
- 2 cucharadas soperas de piñones o almendras laminadas, tostados en una sartén seca
- ½ cucharadita de canela en polvo
- Pimienta negra recién molida
- 60 o 65 g de *bulgur* integral de cocción rápida
- 50 g de cilantro fresco
- 50 g de perejil fresco

1. Precaliente el horno a 200°C/ gas 6.

2. Fría el pollo en aceite de oliva caliente hasta que esté ligeramente dorado. Agregue los zumos de fruta y las cáscaras de las naranjas exprimidas. Añada el caldo, el vino, las alcaparras, las uvas pasas y los piñones y sazone con canela y pimienta negra. Llévelo a la ebullición y cubra con la tapa.

3. Si cocina en el fogón, baje el fuego y deje cocer a fuego lento durante 20 o 25 minutos hasta que las piezas de pollo estén bien cocinadas.

4. Si prefiere el horno, ase durante 25 o 30 minutos y compruebe que el pollo esté bien asado.

5. Prepara y cocine el *bulgur* como se indica en la pg. 173. Ponga las hierbas en la picadora y procure no triturarlas demasiado fino. Repártalas sobre el *bulgur* y distribuya con una cuchara en los platos de servir.

6. Coloque los trozos de pollo sobre el *bulgur* y riegue con los jugos.

Pollo al horno con pimientos

Para esta receta se puede emplear cualquier hierba de sabor fuerte. Romero, orégano o tomillo limonero son buenas opciones. Los pimientos de Espelette proceden del País Vascofrancés y poseen un sabor muy característico. No obstante, en su lugar puede emplear pimentón picante o guindilla. Sirva con magdalenas saladas de hierbas (véase p. 257).

Para cuatro personas

- 2 dientes de ajo, pelados y machacados
- ½ cucharadita de una selección de hierbas secas o 4 o 5 ramitos de frescas
- La ralladura y el zumo de 1 limón
- 4 pimientos morrones, desgranados y picados
- 2 cucharadas soperas de aceite de oliva
- 2 cucharadas soperas de vino blanco
- 1 pollo despiezado en 8 trozos
- 1 cucharadita de miel
- 1 cucharadita de pimiento de Espelette
- Pimienta negra recién molida

1. Mezcle el ajo, las hierbas, la ralladura de limón, los pimientos, el aceite de oliva y el vino y sazone con pimienta. Sumerja el pollo en esta salsa hasta cocinarlo.
2. Precaliente el horno a 200°C/gas 6 y forre un molde con papel de hornear.
3. Coloque las piezas de pollo y salpique con la salsa. Hornee durante 30 minutos hasta que el pollo esté asado.
4. Justo antes de servir, mezcle la miel y el zumo de limón y riegue el pollo asado. Por último, espolvoree con el pimiento de Espelette.

PATO CON ESPÁRRAGOS Y FIDEOS CHINOS FRITOS

Los sabores orientales van bien con esta receta de pato. Procure no cocinar el pato demasiado, puede ponerse duro.

Para cuatro personas

- 250 g de fideos chinos o japoneses, secos
- 6 cucharadas soperas de aceite de oliva extra virgen
- 12 cebolletas cortadas en juliana a lo largo
- 2 dientes de ajo, grandes, pelados y machacados
- 4 cm de raíz de jengibre fresco, pelada y rallada
- 200 g de espárragos trigueros
- 200 g de fréjoles, sin tallos ni picos
- 4 cucharadas soperas de agua
- 100 g de pimiento morrón de, desgranado y cortado en juliana
- 4 porciones de pechuga de pato o dos pechugas grandes, sin piel y cortadas en juliana
- 300 g de brotes de judías
- 4 cucharaditas de salsa de soja

1. Coloque los fideos en un cazo y cúbralos con agua hirviendo. Déjelos reposar 5 minutos, encienda el fuego y lleve a la ebullición o siga las instrucciones del fabricante. Escúrralos bien en cuanto se ablanden.

2. Caliente 2 cucharadas soperas de aceite de oliva en una sartén pequeña y agregue los fideos, aplastándolos hasta formar un pastel plano. Cocínelos a fuego fuerte hasta que los fideos estén dorados y crujientes por debajo. Deles la vuelta y dórelos por el otro lado.

3. Caliente el resto del aceite en un *wok* o una sartén profunda. Cuando el aceite esté caliente, pero no humeante, añada la cebolleta, el ajo y el jengibre y fría durante 1 minuto.

4. Añada los espárragos y los fréjoles y fría sin dejar de remover, agregando el agua pasado el primer minuto.

5. A continuación, añada las tiras de pimiento, el pato y continúe cocinando sin dejar de remover durante 2 o 3 minutos hasta que el interior del pato esté rosado. Agregue los brotes y la salsa de soja. Mezcle bien y sirva de inmediato sobre una cama de crujientes fideos fritos.

Pato con manzana y quínoa a la lima

Cuanto más tiempo esté marinando la carne de pato, mejor; pero aunque solo lo tenga media hora, bastará para que coja sabor. Una vez marinada la carne, la receta es de rápida elaboración. El pato y la quínoa pueden cocinarse en unos 20 o 25 minutos. Sirva acompañado de verduras como brócoli o espinaca.

Para dos personas

- 1 lima
- 6 cucharadas soperas de aceite de oliva extra virgen
- 1 anís estrellado, roto (opcional)
- 2 porciones de pechuga de pato o 1 pechuga grande, sin piel
- 6 cebolletas, cortadas en tajadas muy finas
- 1 cucharada sopera de uvas pasas
- 60 g de quínoa
- 150 ml de caldo de verduras
- 1 manzana, sin corazón y cortada en dados
- Cualquier verdura que le agrade, para acompañar

1. Corte la lima por la mitad y exprima el zumo, reservando la cáscara. Pase el zumo a un cuenco junto con 4 cucharadas de aceite de oliva y el anís estrellado (si lo emplease). Coloque el pato en la salsa y déjelo marinar hasta que llegue el momento de cocinarlo, dándole la vuelta de vez en cuando.

2. Para cocinar la quínoa, fría la cebolleta con 1 cucharada del aceite de oliva restante hasta que esté un poco dorada. Agregue las pasas y la quínoa y continúe friendo a fuego suave durante 1 minuto más. Añada el caldo y lleve la mezcla a la ebullición. Cubra con la tapa, baje el fuego y cocine a fuego lento durante 15 minutos hasta que se haya absorbido el líquido.

3. Mientras, corte la cáscara de lima en juliana fina. Caliente el resto del aceite en una sartén y fría las pieles con los dados de manzana durante 3 o 4 minutos, hasta que la fruta empiece a ablandar. No permita que la manzana se pase o se ablandará demasiado. Saque de la sartén y reserve.

4. A continuación, ponga al fuego la sartén donde haya freído la manzana y, cuando esté muy caliente, coloque las porciones o la pechuga con un poco de la salsa del marinado.

Cocine muy rápido por ambas caras hasta que estén ligeramente doradas. Baje el fuego y siga friendo durante 5 o 6 minutos, según el grosor de la carne, dando la vuelta de vez en cuando. Rocíe con el marinado hacia el final de la fritura. Cuando el pato esté cocinado a su gusto, sáquelo de la sartén y déjelo reposar durante 3 minutos.

5. Agregue la manzana a la quínoa, coloque el pato encima y riegue con el resto del jugo de la sartén. Acompañe con las verduras de su elección.

Chuletillas de cordero con remolacha especiada

Como en la receta anterior, media hora de marinado bastará para añadir sabor a la carne, pero aún será mejor si la puede dejar más tiempo. Las alcaparras, conservadas en salmuera o salazón, habrán de ser desaladas lavándolas con un par de cambios de agua.

Para dos personas
- 6 chuletillas de cordero
- 3 cucharadas soperas de aceite de oliva extra virgen
- El zumo y la ralladura de ½ limón
- 1 diente de ajo, pelado y machacado
- 1 cucharada sopera colmada de alcaparras, picadas
- 1 cucharadita de orégano seco

Para la remolacha especiada
- 6 cucharadas soperas de aceite de oliva virgen extra
- 1 cucharadita de semillas de comino
- 1 cucharadita de pimentón
- 2 tomates grandes, pelados y finamente picados
- 1 remolacha grande, cocida, pelada y cortada en dados

1. Ponga las chuletillas a marinar en una salsa elaborada con aceite de oliva, el zumo y la ralladura de limón, el ajo, las alcaparras y el orégano. Déjelas reposar hasta que sea el momento de cocinarlas.

2. Mientras, prepare la remolacha especiada. Caliente dos cucharadas soperas de aceite de oliva en una olla y añada las

semillas de comino. Deberían estallar y dorarse. Agregue el pimentón, remueva y añada el tomate. Remueva y agregue la remolacha. Tape y deje cocer a fuego lento durante 1 hora o más, hasta que el tomate sea una salsa espesa.

3. Saque las chuletillas del marinado. Ponga una sartén antiad-herente al fuego hasta que caliente bien, coloque las chule-tillas y dore rápido por ambas caras. Agregue la mitad de la salsa del marinado y continúe cocinando la carne durante 2 o 3 minutos más. Añada el resto de la salsa y hágala reducir rápido.

4. Sirva las chuletillas regadas con la salsa y acompañadas de remolacha.

INFORMACIÓN SALUDABLE

La remolacha, con sus fitonutrientes antioxidantes, es una inagotable fuente de salud y, con esta receta, las especias aportan aún más beneficios. Como sucede con muchas semi-llas, el comino es rico en minerales y se están estudiando sus posibles efectos anticancerígenos. Por otro lado, el pimentón, junto con las demás especias, puede mejorar la sensibilidad a la insulina. Recuerde adquirir pequeñas cantidades de carne de buena calidad y crianza para conseguir un equilibrio de grasas más saludable.

TERIYAKI DE BUEY CON FIDEO CHINOS CÍTRICOS

Se trata de un plato de rápida elaboración, aunque la carne necesitará marinar al menos 45 minutos, o más si dispone de tiempo, para lograr el mejor resultado.

Para dos personas
- 2 filetes de solomillo, gruesos
- 50 ml de sake o jerez seco
- 50 ml de aceite de oliva virgen extra
- 25 ml de salsa de soja
- 1 cebolla roja pequeña, pelada y finamente picada
- 2 cm de raíz de jengibre fresco, pelada y rallada
- Pimienta negra recién molida

Para los fideos chinos cítricos

- 2 cucharadas sopera de semillas de sésamo
- 125 g de fideos chinos
- 1 cucharada sopera de aceite de oliva virgen extra
- La ralladura y el zumo de ½ naranja
- La ralladura y el zumo de ½ pomelo
- 100 g de brotes de judías

1. Disponga la carne entre dos piezas de membrana plástica y pásela por el rodillo. Colóquela en un plato llano. Mezcle el resto de ingredientes y viértalos sobre la carne. Deje marinar hasta que la necesite.
2. Para cocinar los fideos chinos, tueste las semillas de sésamo en una sartén seca o en la parrilla del horno. El sésamo se dora muy rápido, así que remueva y vigile.
3. Pase los fideos a una olla grande con agua hirviendo y cueza o deje al fuego durante el tiempo indicado en el envase. Escurra, mezcle con el resto de ingredientes para la pasta y cocine a fuego medio.
4. Para cocinar el buey, escurra la salsa del marinado y cocínelo a la barbacoa o en la parrilla del horno durante 3 o 4 minutos para servirla poco hecha, o algo más si la desea al punto o más hecha. Presente sobre una cama de fideos.

CERDO MARINADO A LA ESPAÑOLA CON ALUBIAS

Esta receta procede de Extremadura, en el occidente español, y emplea un tipo de pimentón ahumado propio de la región, llamado pimentón de la Vera. Si no pudiese encontrarlo, emplee pimentón húngaro picante. Guarde la carne en el frigorífico y no reduzca el tiempo de marinado, pues se requieren 48 horas para conseguir el sabor pleno. Sirva con un buen pan para mojar en la salsa y acompañe con una ensalada de rúcula y berros.

Para seis personas

- 2 cucharadas soperas de pimentón de la Vera
- 175 ml de aceite de oliva extra virgen
- 2 cucharaditas de orégano seco
- 2 dientes de ajo, pelados y machacados
- 2 filetes de cerdo, grandes

- 100 g de alubias blancas
- 75 ml de jerez
- 1 cebolla grande, pelada y cortada en rodajas
- Pimienta negra recién molida

1. Disuelva el pimentón en los 75 ml de aceite de oliva, añada el orégano y el ajo. Coloque los filetes de cerdo en un plato llano y píntelos bien por ambas caras con la mezcla de pimentón. Agregue el agua justa para cubrirlos y lleve al frigorífico. Deje marinar durante 48 horas.
2. Mientras, ponga las alubias a remojo durante toda la noche.
3. Precaliente el horno a 180°C/gas 4.
4. Saque la carne del marinado y seque con papel de cocina. Caliente la mayor parte del aceite restante y cocine la carne hasta que esté ligeramente dorada por ambas caras. Pásela a una bandeja de horno con tapa, añada el jerez y aproximadamente la mitad de la salsa de marinar. Hornee durante 1 hora o hasta que la carne presente un tono rosado en la zona de corte.
5. Mientras, escurra las alubias y cuézalas con poca agua durante 20 o 30 minutos hasta que empiecen a ponerse tiernas.
6. Caliente el resto de aceite de oliva en una fuente y poche la cebolla hasta que ablande, pero no deje que se dore. Añada las alubias cocidas y caliente la combinación. Sazone al gusto con pimienta negra.
7. Corte la carne y sirva sobre una cama de alubias y cebolla. Riegue con la salsa del cocinado de carne.

INFORMACIÓN SALUDABLE

Ahí tiene un marinado que no solo aporta un sabor excelente, sino que protege a la carne de los cambios químicos potencialmente peligrosos que pueden darse durante el proceso de cocinado. Sus ingredientes, ricos en antioxidantes (con una base de aceite de oliva, especias y ajo) envolverán la carne e impedirán que durante el cocinado se formen los potencialmente peligrosos aminoácidos HA (véase p. 115).

4. POSTRES, PASTELES Y GALLETAS

Plátanos fritos con semillas variadas

Freír plátanos en aceite de oliva es un buen modo de aprovechar los que han madurado demasiado.

Para dos personas

- 1 cucharada sopera de pipas de calabaza
- 1 cucharada sopera de pipas de girasol
- 1 cucharada sopera de piñones
- 2 cucharadas soperas de aceite de oliva extra virgen
- 1 cm de raíz de jengibre fresco, pelada y rallada
- El zumo y la cáscara de ½ lima
- 2 cucharadas soperas de miel
- 4 cucharadas soperas de ron negro
- 2 plátanos, pelados y abiertos por la mitad a lo largo

1. Tueste los frutos seos en una sartén seca hasta que estén ligeramente dorados.
2. Caliente el aceite de oliva en una olla y poche el jengibre y la cáscara de lima durante 1 minuto, más o menos.
3. Agregue el zumo, la miel y el ron, y remueva. Coloque con cuidado las mitades de plátano sobre la mezcla y lleve a la ebullición. Cocine a fuego bastante fuerte durante unos minutos hasta reducir la salsa.
4. Pase los plátanos a platos de servir templados. Espolvoree con los frutos secos y riegue con la salsa. Sirva de inmediato.

Emplee coco desecado y ligeramente dorado en vez de semillas.

TORRIJAS CON PURÉ DE LIMÓN Y MANZANA

Sería buena idea doblar la cantidad de manzana y emplear el puré sobrante para endulzar otras recetas, como la magdalenas dulces con dátiles y nueces (véase p. 258).

Para cuatro personas
- Para el puré de limón y manzana
- 4 manzanas grandes de mesa, sin corazón y peladas
- 3 cucharadas soperas de agua
- 2 cucharadas soperas de uvas pasas
- 1 cucharada sopera de zumo de limón
- La ralladura de ½ limón

Para las torrijas
- 2 huevos
- 2 cucharadas soperas de leche
- ¼ o ½ cucharadita de una combinación de cinco especias en polvo
- 4 rebanadas de pan del día anterior
- 2 cucharadas soperas de aceite de oliva extra virgen

1. Vierta el agua en una olla, agregue la manzana y llévela a la ebullición. Baje el fuego y deje cocer a fuego lento durante 15 o 20 minutos, removiendo de vez en cuando para que la manzana no se queme.

2. Mientras, ponga a remojo las uvas pasas en el zumo de limón. Cuando la manzana haya ablandado, macháquela con un tenedor y añada las uvas pasas y la ralladura de limón.

3. Para hacer las torrijas, bata los huevos y mezcle con la leche y las cinco especias. Páselo todo a un cuenco y sumerja en las rebanadas de pan en la mezcla.

4. Caliente el aceite de oliva en una sartén y fría las rebanadas de pan hasta que ambas caras estén bien doradas y un poco crujientes.

5. Colóquelas junto al puré de manzana con limón en un plato templado y sirva de inmediato.

Tortitas de plátano

Estas tortitas, de elaboración muy rápida, están a medio camino entre las tortitas y las filloas. Cocine unidades pequeñas o no podrá darles la vuelta. Sirva con puré de frutas.

Para 8 tortitas pequeñas

- 1 plátano grande y bien machacado
- 1 huevo
- ¼ de cucharadita de canela
- Un poco de aceite de oliva virgen extra

1. Mezcle el plátano machacado con el huevo y la canela.
2. Pinte una sartén antiadherente con un poco de aceite de oliva y póngalo a fuego medio.
3. Reparta pequeñas cucharadas de la mezcla de plátano y huevo en la sartén caliente. Déjela cuajar y cocine durante unos 2 minutos.
4. Cuando la base se haya cuajado y esté bien dorada, dele la vuelta y cocine la otra cara hasta que también se haya dorado.
5. Sirva de inmediato en platos templados.

Peras guisadas con jengibre y uvas pasas

Esta práctica receta puede elaborarse de dos maneras diferentes, según qué otros platos cocine en el menú. Si emplea el horno, puede asarlas. Si emplea los fogones, puede cocerlas en una fuente poco profunda con tapa. El tiempo de cocinado y las temperaturas deberán ajustarse según cada caso.

Para cuatro personas

- 4 peras duras, peladas, sin corazón y cuarteadas
- 75 g de uvas pasas
- 3 cucharadas soperas de aceite de oliva virgen extra
- 2 cucharadas soperas de jerez
- El zumo de 1 limón

- La ralladura de ½ limón
- 1 cm de raíz de jengibre fresco, rallada fina

1. Precaliente el horno a 170°C/gas 3.
2. Coloque las peras y las pasas en una bandeja de horno con tapa o en la olla elegida. Añada el resto de ingredientes.
3. Si las quiere asar, tape la bandeja y hornee durante 1 hora, aproximadamente, hasta que las peras estén tiernas.
4. Si prefiere cocinarlas en el fogón, tape la olla y, con cuidado, lleve el líquido a la ebullición. Baje el fuego al mínimo y deje cocer a fuego lento durante, aproximadamente, 1 hora si emplea una olla poco profunda y 2 si la olla es profunda; en este último caso, dele la vuelta a las peras de vez en cuando.

BUDÍN DE CIRUELAS CON CRUJIENTE DE ALMENDRA

Este crujiente no es tan crujiente, valga la redundancia, como el de albaricoque propuesto en la receta siguiente, pero es igual de sabroso y va muy bien con las ciruelas. Como variante, puede añadir un poco de jengibre recién rallado o anís estrellado.

Para cuatro personas
- 12 ciruelas
- 100 ml de vino tinto
- 1 cucharadita de raíz de jengibre recién rallado (opcional)
- 1 anís estrellado (opcional)

Para el crujiente
- 50 g de harina integral
- 50 g de copos de avena
- 15 g de almendras molidas
- 50 ml de aceite de oliva virgen extra
- 2 cucharadas soperas de miel filtrada

1. Precaliente el horno a 190°C/gas 5.
2. Cocine las ciruelas con el vino y el jengibre o, si lo prefiere, el anís estrellado. Llévelo a la ebullición, baje el fuego y cueza entre 5 y 15 minutos según la variedad y madurez de la fruta.
3. Pase a un plato de horno. El jugo de ciruela debería cubrir

la fruta hasta la mitad. Si hubiese demasiado, consérvelo para combinar en batidos de fruta fresca.

4. Para elaborar el crujiente, ponga los ingredientes secos en un cuenco y agregue el aceite y la miel. Mezcle con un tenedor. Con una cucharilla de café, corone las ciruelas con una pequeña cantidad de mezcla.

5. Hornee durante 30 minutos hasta que la corona esté crujiente y ligeramente dorada.

ALBARICOQUES CON CRUJIENTE DE SÉSAMO

El crujiente que corona este postre se puede elaborar con antelación y congelar para emplearlo cuando lo desee, con albaricoques o cualquier otra fruta.

Para cuatro personas
- 10 o 12 albaricoques, sin hueso
- 4 cucharadas soperas de vino blanco

Para el crujiente
- 50 g de copos de avena
- 35 g de harina integral
- 25 g de almendras molidas
- 25 g de semillas de sésamo
- 2 cucharadas soperas de aceite de oliva virgen extra y algo más para engrasar
- 1 cucharadas soperas de miel filtrada

1. Precaliente el horno a 190°C/gas 5 y engrase ligeramente una bandeja de horno.

2. Para elaborar el crujiente, pase los ingredientes secos a un cuenco y añada el aceite y la miel. Mezcle con los dedos hasta lograr una textura desmenuzada. Reparta en la bandeja y hornee durante 5 minutos. Sáquelo de la bandeja y empléelo de inmediato o consérvelo para utilizarlo en otra ocasión.

3. En un cazo, cocine los albaricoques con el vino durante 8 o 10 minutos a fuego lento hasta que estén tiernos. Pase a un plato de horno y corone con el crujiente medio hecho.

4. Hornee durante unos 10 minutos hasta que la corona está crujiente y ligeramente dorada.

DAMAS DE HONOR

La elaboración de estas tartaletas requiere cierto tiempo, pero merece la pena el esfuerzo si se trata de una ocasión especial. Sirva con un yogur griego muy cremoso.

Para diez tartaletas

- 250 g de masa quebrada elaborada con aceite de oliva (véase la receta siguiente)
- Un poco de harina para espolvorear

Para el relleno

- 14 albaricoques secos, a remojo desde la noche anterior y cocidos en 3 o 4 cucharadas soperas de agua hasta quedar tiernos
- 2 huevos pequeños a temperatura ambiente
- 1 cucharada sopera de miel filtrada
- 2 cucharadas soperas de aceite de oliva virgen extra
- 75 g de almendra molida

1. Elabore la masa en primer lugar, pues necesita reposar una hora en el frigorífico antes de pasar por el rodillo.
2. Precaliente el horno a 190C/gas 5 y forre 10 moldes con papel.
3. Machaque los albaricoques hasta conseguir un puré espeso.
4. A continuación, extienda la masa hasta dejarla bastante fina y espolvoréela con harina. Corte 10 círculos que encajen en los moldes pero deje que sobre un poco, pues la masa tiende a encoger un poco mientras espera por el relleno.
5. Ponga los huevos y la miel en un cuenco y bata con su batidora eléctrica hasta que la mezcla espese. Añada el aceite de oliva poco a poco, sin dejar de batir, y luego agregue la almendra.
6. Sirva una pequeña cucharada de puré de albaricoque en la base de cada tartaleta y corone con la pasta de almendra. Trabaje tan rápido como sea posible.
7. Coloque los moldes en el horno y cocine durante 20 o 25 minutos hasta que el relleno cuaje.

Masa quebrada

El empleo de aceite de oliva en lugar de mantequilla propicia una masa saludable y muy crujiente, aunque quizá un poco más difícil de trabajar. Puede elaborar una buena cantidad, dividirla y conservarla en el congelador.

Para 475-500 g de masa

- 225 g de harina con levadura (o harina normal con 3½ cucharaditas de levadura)
- 75 g de harina
- 100 ml de aceite de oliva virgen extra
- 100 ml de agua

1. Pase las harinas a un cuenco grande, añada el aceite de oliva y el agua. Mezcle con una cuchara sopera y, al final, amase con las manos hasta formar una bola suave.
2. Corte la bola por la mitad y envuelva con membrana plástica. Deje reposar en el frigorífico durante 1 hora antes de cocinar.

Profiteroles rellenos de crema de fresa

El empleo de aceite de oliva hace unos profiteroles excelentes, indistinguibles de los elaborados con mantequilla.

Para doce o catorce profiteroles

Para los profiteroles

- 150 ml de agua
- 3 cucharadas soperas de aceite de oliva virgen extra
- 75 g de harina
- 2 huevos

Para la crema de fresa

- 200 g de fresas
- 4 cucharadas soperas bien colmadas de yogur griego

1. Precaliente el horno a 200°C/gas 6.
2. Vierta el agua y el aceite en una cacerola profunda y llévela a la ebullición. Añada toda la harina y bata muy bien

con una cuchara de madera. El líquido levantará la harina formando un suave bollo de masa que sobresaldrá por el borde de la olla. Deje enfriar durante 3 o 4 minutos.

3. Añada un huevo y bata bien con la cuchara de madera hasta que se haya incorporado a la masa por completo. Repita el proceso con el segundo.

4. Distribuya pequeñas bolas de masa sobre una bandeja de horno antiadherente, o haga montoncitos de masa con una cuchara. El tamaño será aproximadamente el de una nuez.

5. Hornee durante 13 o 14 minutos hasta que los profiteroles muestren un suave color dorado, reduzca la temperatura a 180°C/gas 4 y continúe cocinando 5 u 8 minutos más para secar la masa.

6. Páselos a un escurridor y haga un corte horizontal en cada profiterol. Deje enfriar. Evite un ambiente húmedo o se ablandarán.

7. Para elaborar el relleno, pase las fresas por la batidora, o píquelas muy finas, y mezcle con el yogur. Rellene cada profiterol con pequeñas cucharadas.

PASTEL DE ZANAHORIA

Para una celebración especial, bañe el pastel con crema de queso mezclada con un poco de leche y unas gotas de extracto de vainilla.

Para un pastel grande (12 tajadas)

- 300 ml de aceite de oliva virgen extra y un poco más para engrasar
- 300 g de harina o mitad de harina y mitad de harina integral, y un poco más para espolvorear
- 4 huevos grandes
- 1 cucharada sopera de levadura
- 1 cucharadita de canela en polvo
- 1 pizca de sal
- 300 g de zanahorias, peladas y ralladas finas
- 150 g de uvas pasas
- 50 g de pecana, picada
- 2 cucharadas soperas de leche

1. Precaliente el horno a 190°C/gas 5 y engrase con aceite de oliva un molde para bollos de 900 g. Espolvoree el interior con un poco de harina hasta cubrirlo con una capa fina, eliminando cualquier sobrante.
2. Bata los huevos con el aceite y el azúcar hasta que estén muy bien incorporados. Añada la harina, la levadura, la canela y la sal. Agregue con cuidado la zanahoria, las uvas pasas y las pecanas. Por último, vierta la miel para lograr una textura bastante espesa, pero que gotee. Pase la mezcla al molde y llévelo al horno.
3. Hornee durante 30 minutos y después cubra con una lámina doble de papel. Continúe cocinando durante 1 o 1 ¼ hora hasta que esté hecho. Un palillo clavado en el pastel debería de salir limpio.
4. Déjelo enfriar 10 minutos y extráigalo del molde. Déjelo enfriar en una rejilla.

INFORMACIÓN SALUDABLE

Un pastel elaborado con aceite de oliva virgen extra y otros ingredientes saludables… Como sucede con otras recetas de esta sección, no hay necesidad de privarnos de pasteles deliciosos o del capricho de una galleta para seguir la saludable dieta del aceite de oliva.

PAN DE TÉ CON NARANJA Y CIRUELAS PASAS

Este delicioso bollo está endulzado con puré de ciruelas, que debe prepararse con antelación. Merece la pena que haga más cantidad de puré y emplee el resto para elaborar un postre con yogur y zumo de naranja o cocinar un pastel de capas de chocolate (véase p. 253).

Para un bollo de 900 g

Para el puré de ciruelas

- 10 ciruelas pasas grandes, sin hueso

Para el pan de té

- 2 huevos
- 4 cucharadas soperas de aceite de oliva virgen extra y un poco más para engrasar
- 125 ml de leche
- 125 g de puré de ciruelas
- La ralladura de una naranja
- ½ cucharadita de especias variadas o pimienta de Jamaica
- 150 g de harina con levadura
- 150 g de harina integral

1. Para elaborar el puré de pasas, déjelas a remojo en agua fría la noche previa, escúrralas y cuézalas a fuego lento en un poco de agua fresca durante 5 u 8 minutos hasta que ablanden. Haga puré con una batidora o un procesador de alimentos. Pese 125 g para cocinar el bollo.
2. Precaliente el horno a 180°C/gas 4. Forre con papel de hornear un molde de 900 g y engráselo con aceite de oliva.
3. En un cuenco, bata los huevos con el aceite, la leche y los 125 g de puré de pasas.
4. Mezcle las harinas. Viértalas poco a poco en la mezcla líquida. Páselo con una cuchara al molde ya preparado y hornee durante unos 55 o 60 minutos hasta que la cima esté ligeramente dorado y un palillo clavado en el centro salga limpio. Cocínelo durante más tiempo si fuese necesario. Ponga a enfriar sobre una rejilla.

VARIACIÓN

Agregue 2 cucharadas soperas de uvas pasas para lograr un pan más dulce.

Pasteles de chocolate en taza

Cuando haga un puré, tenga en cuenta que merece la pena elaborar más cantidad para emplearla en otras recetas; por ejemplo, este puré de albaricoques puede emplearse para cocinar damas de honor (véase p. 246). También puede congelarlo para tenerlo siempre disponible.

Para doce unidades

Para el puré de albaricoque

- 225 g de albaricoques secos, puestos a remojo en agua fría desde la noche anterior
- 3 cucharadas soperas de vino blanco

Para los pasteles de taza

- 100 g de harina
- 30 g de cacao en polvo
- ½ cucharadita de levadura
- 2 huevos
- 4 cucharadas soperas de aceite de oliva virgen extra
- 75 g de puré de albaricoque
- 2 cucharadas soperas de leche

1. Escurra los albaricoques, reserve el agua, y hágalos puré con una batidora o un procesador, añadiendo agua del remojo hasta conseguir una textura espesa.
2. Precaliente el horno a 180°C/gas 4. Disponga 12 moldes individuales de papel antiadherente en una bandeja de horno o en los huecos de un molde para magdalenas.
3. Pase la harina, el cacao y la levadura a un cuenco.
4. En otro cuenco, mezcle los huevos, el aceite de oliva y los 75 g de puré de albaricoque. Vierta el líquido en la harina y mezcle con una cuchara de madera. Añada leche suficiente para conseguir una textura espesa y suelta.
5. Con una cuchara, reparta la mezcla en los moldes ya preparados y hornee durante 15 o 20 minutos hasta que esté hecho. Deje enfriar en una rejilla.
6. Guarde en un recipiente hermético y consúmalos antes de 3 o 4 días, o congélelos si los quiere conservar más tiempo.

GLASEADO DE CHOCOLATE

Esta es una sabrosa receta de glaseado de chocolate.

Glaseado para un pastel de 20 cm

- 75 g de chocolate oscuro con un 70% de cacao
- 1 cucharada sopera de aceite de oliva virgen extra

1. Derrita el chocolate en un cazo al baño María. Una vez derretido todo el chocolate, agregue el aceite de oliva y deje enfriar. Tardará unos 15 minutos.
2. Hacia el final de ese plazo, la mezcla comenzará a espesar. Cubra de inmediato los bollos y pasteles con el glaseado. A partir de este momento, la mezcla se cocina muy rápido.

CÓMO HACER TRUFAS DE CHOCOLATE

Si trabaja rápido, es posible aprovechar la mezcla cuando comienza a endurecer; basta con amasarlo entre los dedos hasta darle forma de trufa. Rebócelo de inmediato con frutos secos.

PASTEL DE CAPAS DE CHOCOLATE
CON YOGUR Y FRAMBUESA

Este delicioso pastel de chocolate puede servir de merienda. Para darse un verdadero capricho, dele la vuelta al pastel y cubra con el glaseado de chocolate (véase receta anterior). Corte en cuadros y sirva.

Para ocho unidades

- 125 g de harina con levadura
- 50 g de cacao en polvo
- 75 g de almendra molida
- 125 ml de aceite de oliva virgen extra
- 135 g de puré de ciruelas pasas (véase p. 250)
- 2 huevos grandes
- 3 cucharadas de café solo, fuerte y enfriado
- 4 cucharadas soperas de frambuesa

- 4 cucharadas soperas de un yogur griego espeso
- Unas onzas de chocolate negro

1. Precaliente el horno a 180°C/gas 4 y engrase un molde cuadrado de 18 cm.
2. Pase la harina y el cacao a un cuenco grande y agregue la almendra molida. Por separado, bata el aceite, el puré, lo huevos y el café. A continuación, vierta la mezcla en el cuenco con los ingredientes secos y mezcle hasta que todo esté bien incorporado.
3. Con una cuchara, distribuya la mezcla en el molde y reparado y alise la superficie con un cuchillo. Hornee durante 20 minutos hasta que esté hecho.
4. Saque del horno, deje enfriar un poco y después páselo a una rejilla y déjelo enfriar por completo. Corte el pastel en ocho porciones y ábralas por la mitad.
5. Mezcle el yogur con las frambuesas y extienda la mezcla sobre las bases de pastel. Cúbralas con la otra mitad y corone con un poco de chocolate negro rallado.

VARIACIÓN

Sustituya las frambuesas por rodajas picadas de naranja, melocotón o fresa.

INFORMACIÓN SALUDABLE

Un capricho incorporado en la dieta del aceite de oliva. Combina los polifenoles y grasas saludables del aceite de oliva virgen extra con ingredientes ricos en antioxidantes como el cacao y el café. Un fitonutriente llamado cetona de frambuesa parece tener un efecto muy positivo para reducir el riesgo de ganancia de peso. Siempre que sea posible, adquiera frambuesas de cultivo biológico.

Pan de soda con brotes de judías

Esta receta le proporciona al pan una textura excelente. No queda tan seco como algunos panes de soda. Emplee brotes de estilo inglés en vez de los chinos, que son bastante más grandes.

Para un bollo grande

- 200 g de harina y un poco más para espolvorear
- 200 g de harina integral
- 50 g de copos de avena
- 50 g de brotes de judías o garbanzos
- 1 cucharadita de levadura
- 1 cucharadita de bicarbonato de soda
- 275 ml de leche
- 2 cucharadas soperas de aceite de oliva virgen extra
- 1 cucharada sopera de zumo de limón

1. Precaliente el horno a 200°C/gas 6.
2. Mezcle todos los ingredientes secos en un cuenco, remueva hasta incorporar todo bien y haga un hueco en el centro.
3. Mezcle la leche, el aceite y el zumo, añádalos a los ingredientes secos y bata con una cuchara de madera hasta hacer un bollo.
4. Enharine una superficie de trabajo y amase el pan cuatro o cinco veces con suavidad. Dele una forma oval y alargada y coloque en una bandeja de horno enharinada. Aplástelo un poco y haga un corte profundo en el centro del bollo.
5. Hornee durante 30 o 35 minutos. Saque del horno y deje enfriar sobre una rejilla. Sirva templado o frío.

Bollos salados

Puede variar estos bollos añadiendo hierbas secas o especias a la masa.

Para seis unidades

- 40 ml de aceite de oliva virgen extra y un poco más para engrasar
- 150 g de harina y un poco más para espolvorear
- 1 cucharada sopera de levadura

- 100 g de copos de avena finos
- 100 ml de suero de mantequilla
- Pimienta negra recién molida

1. Precaliente el horno a 200°C/gas 6 y engrase con un poco de aceite una bandeja de horno.
2. Pase la harina y la levadura a un cuenco, añada la avena y mezcle.
3. Bata el suero de mantequilla con el aceite y vierta sobre los ingredientes secos. Mezcle y amase suavemente con las manos hasta lograr un bollo suave.
4. Estire el bollo sobre una superficie enharinada hasta lograr una barra de 3 o 4 cm de grosor. Corte y amase bollitos redondeados, distribuya en la bandeja ya preparada y hornee durante 10 minutos, hasta que hayan crecido y estén firmes.
5. Deje enfriar en una rejilla.

MAGDALENAS SALADAS DE QUESO

Estas ligeras y esponjosas magdalenas pueden servirse frías o calientes. También pueden acompañar a sopas y ensaladas sustituyendo al pan.

Para doce unidades de magdalenas

- 6 cucharadas soperas de aceite de oliva virgen extra
- 125 g de harina integral
- 50 g de copos de avena finos
- 2 cucharaditas de levadura
- ½ cucharadita de bicarbonato de soda
- 1 pizca de sal
- 100 g de queso curado, pecorino o cheddar.
- Guindillas rojas secas y molidas (opcional)
- 150 g de yogur espeso elaborado con leche de oveja o cabra
- 125 ml de leche
- 1 huevo batido

1. Precaliente el horno a 200°C/gas 6 y engrase moldes de magdalenas con una generosa cantidad de aceite.
2. Mezcle la harina, la avena, la levadura, el bicarbonato de soda y la sal. En otro cuenco, mezcle los demás ingredientes.

3. Mezcle el contenido de ambos cuencos, incorpore bien todos los ingredientes y, con una cuchara, reparta en los moldes ya preparados.
4. Llévelo al horno y cocine durante 20 o 25 minutos hasta que las magdalenas adquieran un ligero tono dorado. Saque el molde y deje las magdalenas enfriar sobre una rejilla.

MAGDALENAS SALADAS DE HIERBAS

Estas magdalenas saladas son perfectas para servir en lugar de pan para mojar en guisos y salsas ligeras. Sírvalas de vez en cuando acompañando a una ensalada, cortadas a la mitad y salpicadas de aceite de oliva virgen extra.

Para doce unidades

- 4 cucharadas soperas de aceite de oliva virgen extra y un poco más para engrasar
- 1 cebolla, pelada y finamente picada
- ¼ de cucharadita de hierbas secas o 2 o 3 ramitos de hierbas frescas
- 2 huevos
- 300 ml de leche
- 200 g de harina
- 100 g de copos de avena finos
- 1½ cucharada sopera de levadura

1. Precaliente el horno a 200°C/gas 6 y engrase moldes de magdalenas con una generosa cantidad de aceite.
2. Caliente el aceite de oliva en un cazo y poche la cebolla hasta que esté blanda pero no dorada. Añada las hierbas escogidas. Pase a un cuenco y deje enfriar un minuto. Agregue los huevos y la leche, después el resto de ingredientes secos e incorpore bien.
3. Reparta con una cuchara en el molde ya preparado y hornee durante 20 o 25 minutos hasta que suban y estén firmes.

Magdalenas dulces con arándanos

Estas ligeras y esponjosas magdalenas son un gran desayuno de fin de semana. Su elaboración requiere poco tiempo y no necesitan acompañamiento. También se conservan muy bien congeladas, así que recoja las sobrantes (si hay) y métalas en el congelador; en este caso, deles un golpe de horno antes de servir.

Para doce unidades

- 125 g de harina
- 125 g de harina integral
- 3 cucharaditas de levadura en polvo
- 200 g de arándanos
- 2 huevos
- 120 ml de aceite de oliva virgen extra
- 100 ml de leche
- 1 cucharadita de extracto de vainilla

1. Precaliente el horno a 190°C/gas 4 y engrase un molde para magdalenas con una generosa cantidad de aceite.
2. En un cuenco, mezcle los ingredientes secos con los arándanos y machaque algunos con un tenedor.
3. Bata todos los ingredientes líquidos y, a continuación, vierta sobre los ingredientes secos. Mezcle y reparta con una cuchara en el molde.
4. Hornee durante 25 minutos hasta que estén doradas y hechas por dentro.

Magdalenas dulces con dátiles y nueces

Estas magdalenas son muy buenas como sustituto de los bollitos, acompañadas por un espeso yogur griego y puré de frutas, como albaricoque (véase p. 252) o manzana.

Para doce unidades

- 300 g de harina integral
- 150 g de dátiles picados y sin hueso
- 100 g de nueces picadas
- 1 cucharada sopera de levadura
- 1 cucharadita de canela molida

- 2 huevos batidos
- 100 g de puré de manzana
- 100 ml de leche
- 75 ml de aceite de oliva virgen extra

1. Precaliente el horno a 190°C/gas 5 y engrase moldes para magdalenas con una generosa cantidad de aceite.
2. Mezcle los ingredientes secos en un cuenco grande.
3. Bata los huevos con el puré de manzana, la leche y el aceite de oliva y vierta sobre los ingredientes secos. Asegúrese de que todos quedan bien incorporados y distribuya en los moldes ya preparados.
4. Hornee entre 20 y 25 minutos hasta que las magdalenas estén hechas y que un palillo clavado en el centro salga limpio.

GALLETAS DE DÁTILES CON PLÁTANO

Con esta receta puede cocinar galletas semicrujientes o una torta de textura más suave.

Para doce unidades
- 100 g de copos de avena
- 50 g de harina integral
- 100 g de dátiles picados y sin hueso
- 2 plátanos
- 60 ml de aceite de oliva virgen extra

1. Precaliente el horno a 180°C/gas 4 y forre una bandeja con papel de hornear.
2. Mezcle la harina, la avena y los dátiles en un cuenco.
3. Machaque los plátanos y páselos al cuenco junto con el aceite de oliva. Mezcle hasta que todo esté bien incorporado y deje reposar durante 15 minutos.
4. Amase 12 bolas y coloque, bien apartadas, en la bandeja ya preparada. Aplástelas con el reverso de una cuchara.
5. Hornee durante 15 o 20 minutos hasta que estén bien hechas y con los bordes dorados.
6. Deje enfriar sobre una rejilla. Las galletas tendrán el borde crujiente y serán más blandas en el centro.

Barritas de plátano con nueces

Esta receta solo requiere 5 minutos de elaboración. Es el epítome de la simplicidad.

Para doce unidades

- 3 cucharadas soperas de aceite de oliva virgen extra y un poco más para engrasar
- 200 g de copos de avena
- 75 g de nueces picadas
- 1 cucharadita de canela en polvo
- 1 cucharadita de jengibre en polvo
- 1 plátano grande
- 2 cucharadas soperas de miel filtrada

1. Precaliente el horno a 180°C/gas 4 y engrase un molde para barritas de 22x18 cm.
2. Pase los ingredientes secos a un cuenco.
3. Machaque el plátano con un tenedor y añada los ingredientes secos junto con el aceite de oliva y la miel. Mezcle e incorpore bien, presione la masa sobre la base del molde preparado y, con un cuchillo, marque 12 unidades.
4. Hornee durante 45 minutos hasta que lo bordes estén bien dorados. Deje enfriar sobre una rejilla.

Galletas de jengibre

Es mejor si estas galletas de tan sencilla elaboración las consume poco después de hornearlas.

Para doce unidades

- 75 ml de aceite de oliva virgen extra y un poco más para engrasar
- 175 g de harina y un poco más para espolvorear
- 1 cucharadita de levadura
- 2 cucharaditas de raíz de jengibre, pelada y rallada
- 1 cucharadita de extracto de vainilla
- 1 cucharada sopera de miel filtrada
- 1 huevo batido

1. Precaliente el horno a 180°C/gas 4 y engrase una hoja de papel.
2. Pase la harina y la levadura a un cuenco y mezcle con el jengibre rallado.
3. Mezcle el aceite de oliva, la vainilla y la miel. Coloque el huevo en cuenco de báscula, añada agua hasta los 75 g de peso combinado, añada el aceite con miel e incorpore todo muy bien. Vierta esta mezcla sobre los ingredientes secos y bata con una cuchara de madera. Amase con las manos hasta conseguir una bola suave.
4. Sobre una superficie enharinada, amase la bola hasta conseguir una barra lo más fina posible y divida en 12 o 15 porciones con un cortador de masa.
5. Distribuya sobre la hoja y cocine durante 8 o 9 minutos hasta que estén bien doradas. Quizá sea preciso vigilarlas durante los últimos minutos, pues podrían quemarse muy rápido.
6. Deje enfriar en una rejilla.

VARIACIÓN

Sustituya el jengibre por uvas pasas finamente picadas o nueces molidas.

BOLLOS DE AVENA

Estos bollos de avena no solo son deliciosos, sino que son adecuados para celíacos o cualquiera que tenga problemas con el trigo.

Para dieciséis unidades
- 2 cucharadas soperas de aceite de oliva virgen extra y un poco más para engrasar
- 100 g de copos de avena finos
- 50 g de copos de avena
- 1 cucharadita de pimienta negra recién molida
- 1 pizca de sal
- 75 ml de agua
- Un puñado de harina para espolvorear

1. Precaliente el horno a 170°C/gas 3 y engrase una bandeja con un poco de aceite.
2. Pase la avena a un cuenco con los sazonadores y mezcle bien. Añada el aceite y el agua y trabaje con las manos hasta lograr una masa ligera. Agregue un poco más de aceite si la mezcla se endurece. Dele forma redondeada.
3. Sobre una superficie enharinada, pase la masa por el rodillo hasta lograr una hoja de 5 mm de grosor. Con moldes, o un vaso, corte 16 piezas y distribúyalas sobre la bandeja. Si es necesario, amase y pase por el rodillo la masa sobrante.
4. Hornee durante 15-20 minutos hasta que muestren un ligero tono dorado y estén crujientes. Deje enfriar sobre una rejilla.

INFORMACIÓN SALUDABLE

La avena contiene un tipo de fibra específico, llamado beta glucano, que ha demostrado reducir el nivel de colesterol dañino. Con el acompañamiento del aceite de oliva, estas galletas son una excelente manera de combinar este cardiosaludable cereal.

PAJITAS DE PARMESANO Y ACEITUNAS

El aceite de oliva hace de estas sencillas pajitas de parmesano una variante aún más crujiente. Escoja aceitunas verdes de buena calidad. Evite las ya deshuesadas, las llamadas «aceitunas para *pizza*», pues se producen siguiendo un sistema acelerado que emplea aceitunas verdes teñidas después con óxido ferroso.

Para cuatro personas
- 125 ml de aceite de oliva virgen extra y un poco más para engrasar
- 50 g de aceitunas verdes o negras, sin hueso y picadas finas
- 50 g de queso parmesano recién rallado
- 125 ml de vino blanco
- 275 g de harina y un poco más par espolvorear
- Pimienta negra recién molida

1. Precaliente el horno a 200°C/gas 6 y engrase una bandeja.
2. Pase las aceitunas, el queso, el aceite de oliva y el vino a un cuenco grande. Poco a poco, añada la harina y la pimienta sin dejar de remover. La masa estará preparada cuando comience a despegarse de la pared del cuenco y forma una bola maleable. No debería ser pegajosa.
3. Si dispone de tiempo, envuélvala con membrana plástica y deje reposar en el frigorífico durante una hora.
4. Ponga el bollo sobre una superficie bien enharinada y estire la masa. Quizá tenga que dividirla y hacerlo por partes. Corte 20 o 30 tiras de unos 10 cm de longitud y retuérzalas para formar palitos rizados.
5. Distribuya sobre la bandeja ya preparada y hornee durante 20 minutos hasta que adquieran un bonito tono dorado.
6. Deje enfriar sobre una rejilla.

TORTAS CRUJIENTES DE ACEITE CON ROMERO

Estas tortas pueden elaborarse incluso cuando no se dispone de mucho tiempo. Cuanto más fino estire el bollo, más crujientes serán. De vez en cuando las hago un poco más gruesas y las sirvo salpicadas con aceite de oliva.

Para cuatro unidades
- 150 g de harina y un poco más para espolvorear
- 75 g de harina integral
- 1 cucharada sopera de romero fresco, picado
- 1 cucharadita de bicarbonato de soda
- ½ cucharadita de sal
- 125 ml de agua
- 75 ml de aceite de oliva virgen extra

1. Precaliente el horno a 220°C/gas 7 y engrase una bandeja con un poco de aceite.
2. Mezcle las harinas, el romero, el bicarbonato y la sal en un cuenco.
3. Bata el agua con el aceite. Vierta el líquido sobre los ingredientes secos y remueva con una cuchara de madera hasta formar un bollo.

4. Amáselo con suavidad sobre una superficie de trabajo ligeramente enharinada. Divida el bollo en cuatro bolas pequeñas y manténgalas envueltas con membrana plástica mientras las trabaja una a una.

5. Estírelas con el rodillo, de una en una, sobre una superficie ligeramente enharinada hasta conseguir una torta fina de unos 16 centímetros de diámetro. Colóquela en la bandeja ya preparada y hornee durante 6 o 7 minutos hasta que esté bien dorada; mientras, estire con el rodillo las demás y hornee.

Pastel crujiente de patata

Añada algo de queso rallado o cebolleta troceada en la mezcla para hacer del pastel un plato más sustancioso.

Para cuatro personas

- 600 g de patatas, peladas y cortadas en cubos
- 50 g de copos de avena finos
- 2 cucharadas soperas de aceite de oliva virgen extra y un poco más para engrasar
- 2 cucharadas soperas de leche

1. Precaliente el horno a 200°C/gas 6 y engrase una bandeja.

2. Cueza al vapor los cubos de patata hasta que estén tiernos.

3. Machaque las patatas y mezcle con la avena, el aceite y la leche. Pase a la bandeja y estire la masa aplastándola con las manos para conseguir una torta de unos 5 milímetros de grosor.

4. Hornee durante 15 minutos hasta que los bordes se pongan bien dorados y crujientes.

Dosas de patata

Excelentes para mojar en salsas y sopas.

Para ocho unidades

- 500 g de patatas frías machacadas
- 300 g de harina integral o mitad de harina normal y mitad de copos de avena finos
- 4 cucharadas soperas de aceite de oliva virgen extra
- 1 cucharada sopera de orégano seco
- Pimienta negra recién molida

1. Mezcle la patata con la harina, o la harina con avena, con los dedos como si amasase grasa para hacerla pasta. Agregue el aceite de oliva, las hierbas y la pimienta y trabaje hasta conseguir un bollo suave.
2. Divídalo en dos partes y coloque una entre dos láminas de membrana plástica. Estírela con el rodillo tanto como sea posible y córtela en 4 cuadrados o círculos.
3. Cocine por tandas en una sartén seca a fuego bastante fuerte. Deles la vuelta con frecuencia hasta que ambas caras estén crujientes y con puntos dorados muy oscuros. Manténgalas calientes mientras cocina del mismo modo el resto de *dosas*.

Glosario

Acidez: En el aceite de oliva, se refiere a la cantidad de ácidos grasos libres. Los ácidos grasos libres se forman cuando las moléculas grasas comienzan a descomponerse.

Ácido alfa-linolénico: Es una grasa poliinsaturada, también llamada omega-3. A veces se cita acortando el nombre: ácido linolénico.

Ácido graso monoinsaturado: Son los que solo tienen un enlace doble en su estructura molecular.

Ácido graso omega-3: Es un ácido graso poliinsaturado que el cuerpo es incapaz de producir. Presenta el primer enlace doble en la tercera posición de la cadena molecular. El ácido graso omega-3 más habitual también es llamado ácido alfa-linolénico.

Ácido graso omega-6: Es un ácido graso poliinsaturado que el cuerpo es incapaz de producir. Presenta el primer enlace doble en la sexta posición de la cadena molecular. El ácido graso omega-6 más habitual también es llamado ácido linoleico.

Ácido graso omega-9: Es un ácido graso monoinsaturado. Presenta su primer enlace doble en la novena posición de la cadena molecular. El ácido graso omega-9 más habitual también es llamado ácido oleico.

Ácido graso poliinsaturado: Presentan una estructura química con más de un vínculo doble entre los átomos de carbono.

Ácido graso saturado: Presentan una estructura química carente de enlaces dobles en su cadena. Todos los átomos de carbono están vinculados a átomos de hidrógeno.

Ácido graso: Moléculas de estructura complicada, compuesta por átomos de carbono, hidrógeno y oxígeno, unidos por enlaces químicos. Estos enlaces pueden ser simples o dobles.

Ácido linoleico: Ácido graso poliinsaturado también conocido como omega-6.

Ácido linolénico: Véase ácido alfa-linolénico.

Ácido oleico: Es un ácido graso monoinsaturado. Si el tipo de grasa predominante en el aceite de oliva, y de la palabra «oliva» deriva su nombre.

Ácido palmítico: Es un ácido graso saturado considerado muy nocivo.

Antiinflamatorio: Cualquier cosa que reduzca la inflamación. Puede ser un compuesto químico o una sustancia que ocasione el mismo efecto.

Antioxidantes: Son moléculas que se forman de modo natural en nuestros alimentos, capaces de neutralizar o «barrer» los radicales libres, reparando así el daño causado por el estrés oxidativo.

Arteriosclerosis: Cuando los depósitos y placas de grasa se construyen en los vasos sanguíneos, el resultado son unas arterias enfermas, rígidas y más gruesas. Eso incrementa el riesgo de sufrir apoplejías e infartos.

Artritis reumatoide: Enfermedad autoinmune que afecta a las articulaciones y se caracteriza por inflamación, dolor, hinchazón y rigidez en manos y pies, sobre todo, aunque no exclusivamente.

Artritis: Artritis es un término empleado para designar una serie de dolencias caracterizadas por el dolor y la inflamación de las articulaciones.

Átomos: Estos forman parte de la estructura molecular. Cada uno posee un centro con carga positiva, llamado núcleo, rodeado de partículas de carga negativa, llamadas electrones. El átomo es estable cuando existe un equilibrio entre la carga negativa de los electrones orbitando alrededor de la carga positiva del núcleo.

Calorías: Unidad para medir la energía proporcionada por los alimentos.

Carbohidratos o hidratos de carbono: Los compuestos por azúcar y almidón se conocen como simples y complejos, respectivamente.

Carotenoide: Grupo de hidrocarburos liposolubles, pigmentos orgánicos anaranjados, producidos por plantas investigadas debido a sus propiedades antioxidantes.

Colesterol: Compuesto fundamental para la mayoría de los tejidos corporales. Desempeña una función importante en la química celular. También es el medio mediante el cual las sustancias son transportadas en el torrente sanguíneo desde una parte del cuerpo a otra. Están compuestos por lipoproteínas de alta y baja densidad.

Colitis ulcerosa: Enfermedad en la que los síntomas intestinales se deben a la inflamación de las paredes internas del colon; el último tramo del tracto intestinal.

Demencia: El término se emplea para designar a un grupo de síntomas que afectan a la capacidad del individuo para penar, resolver problemas, recordar situaciones o expresarse.

Diabetes: Es una enfermedad que hace que el nivel de azúcar en sangre del paciente sea demasiado elevado. Existen varios tipos de diabetes. A menudo se relaciona con otras enfermedades y dolencias.

Electrón: Los átomos tienen un centro con carga positiva, llamada núcleo, rodeada por partículas de carga negativa, llamadas electrones, que orbitan a su alrededor.

Émbolo: Es una masa, muchas veces un trombo, que ocasiona el bloqueo de un vaso sanguíneo.

Enfermedad coronaria: Así se denomina a una dolencia causada por arterias enfermas que pueden bloquear o interrumpir el suministro de sangre al corazón.

Enfermedad de Alzheimer: Un tipo de demencia senil caracterizado porque las proteínas construyen «placas» y «ovillos» en el cerebro.

Enfermedad de Párkinson: Dolencia en la que parte del cerebro se deteriora, afectando sobre todo al movimiento, aunque también puede dañar la memoria, el lenguaje y tener otros efectos físicos y psicológicos de carácter general.

Escualeno: Cierta molécula de hidrocarburo que se encuentra en nuestro cuerpo y en algunos alimentos que han sido objeto de investigación debido a su posible efecto cancerígeno.

Espectrofotómetro: Es una máquina que mide la absorción de luz UVA en longitudes de onda determinadas para detectar el nivel de un tipo concreto de molécula. Se basa en el principio de que determinados componentes tienen patrones concretos de absorción o transmisión de luz UVA.

Estrés oxidativo: Tiene lugar cuando los radicales libres atacan y dañan células corporales.

Exponencial: Un crecimiento cada vez más rápido.

Fenol: Es una molécula de estructura hexagonal compuesta por hidrógeno y oxígeno. Algunas de las sustancias químicas más complejas presentes en nuestra comida están compuestas por muchos fenoles combinados de diferentes maneras, llamados polifenoles. Un buen ejemplo es el tirosol, presente en el aceite de oliva virgen extra.

Fenólico: véase fenol.

Fibra: Sustancias vegetales que el aparato digestivo humano no llega a descomponer por completo. Aportan fibra digestiva, mejoran la salud intestinal y tienen un efecto beneficioso en las enfermedades coronarias, el pro corporal y la reducción del riesgo de sufrir ciertos tipos de cáncer.

Fitonutrientes: Vitaminas, minerales y antioxidantes transportados en los pigmentos de muchas plantas. También se conocen como fitoquímicos.

Glucosa: Es un azúcar simple, o monosacárido, perteneciente al grupo de macronutrientes conocido como carbohidratos y fuente de energía corporal.

Grasa trans: Grasa insaturada que ha pasado por un proceso de «hidrogenación». Se trata de un proceso mediante el cual se añade hidrógeno a la molécula grasa original.

Grasa: Tejido compuesto por diferentes ácidos en combinación con algunos componentes ácidos no grasos.

Hemorragia: Una pérdida incontrolada de sangre procedente del sistema circulatorio que puede ser consecuencia de la ruptura de las paredes de vaso.

Hexano: Disolvente químico empleado para extraer el aceite de algunas semillas.

Hidrogenación: Proceso químico mediante el cual se añade hidrógeno a la molécula grasa original. Produce una grasa vegetal dura, de fácil empleo en la industria alimentaria.

Ibuprofeno: Medicamento de acceso libre empleado para tratar la inflamación y el dolor.

Índice glucémico/carga glucémica: El índice indica el efecto que un determinado alimento tiene en el nivel de azúcar en sangre. La carga glucémica indica el efecto total que una comida o menú tiene en el nivel de glucosa en sangre.

Inflamatorio: Es el término empleado para referirse a una situación donde el sistema inmunológico forma parte de la respuesta corporal a un estímulo potencialmente peligroso. La inflamación puede ser resultado de un daño externo o de una enfermedad y proceso químico.

Insulina: Hormona producida por el páncreas que regula grasas y carbohidratos. Se encarga de que los niveles de glucosa en sangre se encuentren dentro de un parámetro seguro, a la vez que dispone de su almacenamiento y empleo como energía.

Legumbre: Es una planta, como las alubias o los guisantes, de semillas comestibles que se desarrollan dentro de una cáscara o vaina. A menudo, esas vainas también son comestibles.

Legumbres secas: Semillas secas de leguminosas comestibles.

Lignano: Es un compuesto vegetal, clasificados como polifenoles, que poseen propiedades antioxidantes.

Lipoproteínas de baja densidad (LDL): Es un tipo de colesterol considerado especialmente nocivo para la salud.

Lipoproteínas de alta densidad (HDL): Es un tipo de colesterol considerado benigno.

Lubricina: Es una molécula presente en las articulaciones, compuesta por proteínas y carbohidratos, que actúa como lubricante.

Metabolismo: El proceso químico imprescindible para el mantenimiento de la vida que tiene lugar en las células de los organismos.

Metanálisis: Es el cruce de datos obtenidos de diversos estudios publicados para analizar los resultados combinados.

Micronutrientes: Compuestos vitales presentes en los alimentos de los que se requieren cantidades relativamente pequeñas pero que tienen un efecto importante en la salud.

Molécula: Toda nuestra estructura corporal está formada por moléculas, grupos de átomos unidos según un patrón concreto.

Nutrientes: Los compuestos alimenticios necesarios para la vida.

Obesidad: El término se refiere a un serio sobrepeso, y está asociado al incremento del riesgo de sufrir dolencias y enfermedades.

Oleocantal: Es un polifenol concreto que se encuentra en el aceite de oliva y tiene propiedades antioxidantes y antiinflamatorias.

Orujo: Antiguamente, así se llamaba a los deshechos de aceituna tras haber extraído el aceite de oliva virgen.

Osteoartritis: Enfermedad caracterizada por sentir dolor y rigidez en las articulaciones, que pueden inflamarse y causar discapacidad.

Peróxido: Los peróxidos son compuestos químicos formados con la descomposición de la grasa como resultado de la oxidación.

Pirofeofitina: Esta sustancia es el producto natural de la descomposición de la clorofila verde.

Placas: La formación de placas en las paredes internas de los vasos sanguíneos es pate de un complejo proceso vinculado con la arteriosclerosis que, con el tiempo, resultará en arterias enfermas.

Plaquetas: Células sanguíneas cuya función es ayudar a la construcción de placas. Su principal objetivo es cortar la hemorragia si se daña un vaso.

Polifenol: véase fenol.

Proinflamatorio: Sustancia que incrementa la inflamación. Puede referirse a la propiedad de un compuesto o sustancia que tenga dicho efecto.

Radicales libres: Compuestos inestables producidos por el desarrollo normal de las reacciones químicas corporales. Estos compuestos son átomos que han perdido un electrón. Eso los hace inestables, y algunos «rapiñarán» electrones de átomos integrados en las moléculas de nuestra estructura celular.

Rancidez: Es efecto de la descomposición de, sobre todo, grasas comestibles a causa de la oxidación, dando lugar a un aroma y sabor desagradables.

Redox: Es el nombre dado al equilibrio en células donde el estrés oxidativo está controlado por nuestra capacidad antioxidante natural.

Sensibilidad a la insulina: Se refiere a la cantidad de insulina que requiere un individuo para regular su nivel de glucosa en sangre. Cuando disminuye la sensibilidad a la insulina, se dice que el individuo está haciéndose resistente a la insulina.

Sistema inmunológico: Son la estructura y los procesos corporales destinados a proveer defensa contra diversas enfermedades, incluidas las infecciones patógenas.

Tamoxifeno: Medicamento empleado para tratar el cáncer de mama.

Telómero: Remates protectores de los extremos del DNA que conforma nuestros cromosomas. Se acortan con cada división celular.

Termogénesis: Es la producción de calor.

Triglicérido: grasa compuesta por tres ácidos grasos unidos a una molécula llamada glicerol.

Vitamina: micronutriente esencial, necesario para la salud y que nuestro cuerpo no es capaz de producir.

Índice

Sopas y entrantes calientes

Tentempiés y platos ligeros

La impresión de *La dieta del aceite de oliva*
concluyó el 15 de octubre de 2018.
Tal día de 1940 nace Peter C. Doherty, inmunólogo australiano
galardonado con el Premio Nobel de Medicina en 1996.

31901064602560